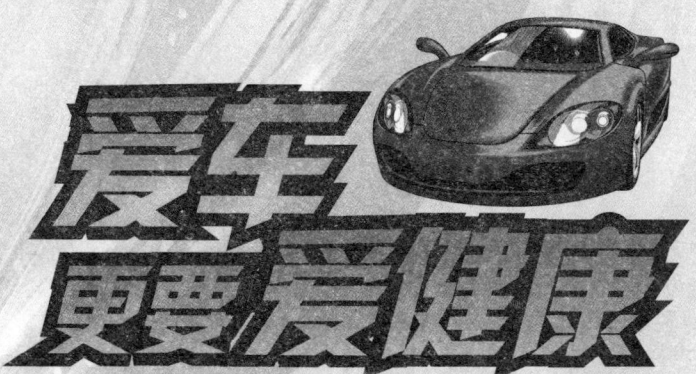

爱车更要爱健康

—— 开车族健康枕边书

● 周传林 编著 ●

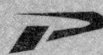

天津科学技术出版社

图书在版编目（CIP）数据

爱车更要爱健康：开车族健康枕边书 / 周传林编著
—天津．天津科学技术出版社，2011.11
ISBN 978-7-5308-6712-9

Ⅰ.①爱… Ⅱ.①周… Ⅲ.①驾驶员—保健—基本知识 Ⅳ.①R161

中国版本图书馆CIP数据核字（2011）第223787号

责任编辑：郑东红　方　艳
责任印制：张军利

天津科学技术出版社出版
出版人：蔡　颢
天津市西康路35号　邮编300051
电话（022）23332400（编辑室）　23332393（发行部）
网址：www.tjkjcbs.com.cn
新华书店经销
天津新华印刷三厂印刷

开本 700×1000　1/16　印张 12　字数 151 000
2012年2月第1版第1次印刷
定价：25.00元

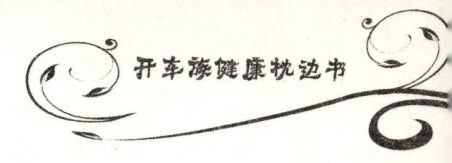

前　言

进入 21 世纪以来，我国汽车的产、销量飞速增长，现已成为世界第三汽车消费大国。"千里之行，始于足下。"随着人们生活水平的不断提高和汽车价格的逐步下降，汽车已逐步成为普通百姓的代步工具。国家统计局发布的《2010 年国民经济和社会发展统计公报》显示，2010 年我国私人轿车保有量达 3 443 万辆。私家车的迅速增加淡化了一个职业的概念——司机，这个过去曾经令人羡慕的职业，由于今天大街上庞大的机动车开车族队伍而变得不再稀罕，汽车开车族队伍已日趋非职业化。

汽车与人们的生活、工作密切相关，已经深深地融入社会的各个方面。然而，在当前这个车轮滚滚的时代，在享受着汽车给生活带来便利的同时，越来越多的疾病也开始侵蚀开车族的身体。开车族会经常接触到一些危害心身的因素，如精神高度紧张、噪声、震动、高温、寒冷、小环境空气污染和其他物理化学刺激、饮食不规律、强迫性的体位等，这些都会对开车族的健康及安全行车带来损害，产生不利的影响。

世界卫生组织（WHO）指出，在影响人的健康长寿诸因素中，遗传因素占 15%，社会因素占 10%，医疗条件占 8%，气候条件占 7%，而 60%取决于自己。健康的身体是开车族安全行车的重要保证，也是开车族的期望。不健康的身体可引发交通事故，而交通事故又可触发和加重开车族的身心疾病，两者互为因果。

随着私家车保有量的增加，开车族的健康问题日益受到广泛的关注。为了使

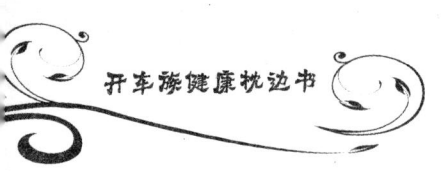

广大开车族能够从生理、心理、病理等方面了解与驾驶相关的危害因素，从而正确地预防和规避对自身可能造成的损害，确保身体健康和安全行车，我们特编著了这本《爱车更要爱健康》。

本书针对开车族这一特殊人群的健康状况，从关爱自己、车内环境、科学饮食、健身锻炼、心理保健、疾病防治、女性开车及安全行车等方面作了系统而全面的阐述，既有各种日常保健方法，又有与驾驶相关常见病的防治措施。全书力求摒除艰涩难懂的医学术语，用通俗易懂的语言娓娓道来，增强了本书的普及性与实用性，是一本关爱开车族健康不可多得的好书。

阅读本书，必将引起广大开车族对自己健康状况的重视，对于提高开车族健康意识，养成健康习惯，加强开车族自我保健以及自身的心理保健与心理调适都将大有裨益。在此，套用一句广告词，就是"有健康才有未来"，请您在保养爱车的同时，不要忘了保养自己的身体。

目 录

第一章 关爱自己：爱车更要爱健康

在这个车轮滚滚的时代，在享受着汽车给生活带来便利的同时，越来越多的疾病也开始侵蚀开车族的身体，尤其是白领开车族。上班坐办公室、下班坐车的生活方式，加之平时精神压力大，日积月累，身体逐渐透支。当身边开车族的队伍越来越庞大的时候，也要注意汽车给健康带来的隐患。套用一句广告语，就是"有健康才有未来"，爱车更要爱健康。

◎开车族：别忽视健康的"红灯"……………………………………1
◎开车族谨防"亚健康"缠身…………………………………………4
◎预防亚健康，才能真健康……………………………………………8
◎开车族生活细节的八注意……………………………………………10
◎开车族，请爱护你的眼睛……………………………………………14
◎自驾出游不要忘了保健………………………………………………17
◎关注健康，定期体检…………………………………………………20
◎附录：开车族疲劳程度测试…………………………………………23

第二章 车内环境：汽车污染要提防

对开车族来说，车就是他们的第二个家。"家"里的环境好坏至关重要。因为车内环境不良不仅会直接影响开车人的身体健康，引起疾病，还会间接影响开车人的心理和情绪,从而影响开车的安全性。近年来,随着私家车数量的快速增长,车内环境污染也和室内装修污染一样日益凸显。有关专家称,目前汽车污染普遍存在,尤其是经过"豪华"装潢的汽车更要引起开车族的重视。

◎车内污染:开车族的第一隐形"杀手"……………………………………28
◎教您五招减轻车内污染………………………………………………………30
◎噪声不可忍,巧妙去消除………………………………………………………33
◎车内二手烟,危害大惊人………………………………………………………35
◎车内瓶装水,用时变"毒水"…………………………………………………37
◎静电危害大,避电有妙招………………………………………………………39
◎爱车装饰点缀有讲究……………………………………………………………41
◎自己动手清洁车内饰品…………………………………………………………43
◎车内除味好方法…………………………………………………………………47
◎车内空调"悠着"点开…………………………………………………………49
◎活用汽车天窗助健康……………………………………………………………52
◎附录:"通缉"车内五大污染物………………………………………………55

第三章 健身锻炼:动出最健康的你

开车族越来越多,长期驾驶、缺乏运动等因素引起的"驾驶病症"也越来越多,社会已开始关注这个巨大群体的健康。所以开车族如何进行健身锻炼,如何让开车的全过程成为健身的一个新时空已成为开车族颇为关心的问题。其实,开车族不必去健身房,随时随地都可进行有效的健身锻炼,他们可以以汽车为载体

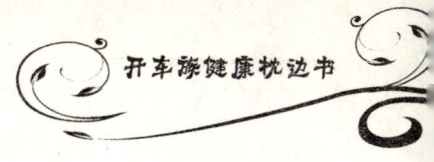

来建立时尚健康理念与生活方式的平台,做到安全开车、健康开车、快乐开车。

◎开车族抽空甩甩腿 ··· 58

◎开车族恢复活力操 ··· 60

◎开车族日常健身秘方 ·· 63

◎开车族健身处方两则 ·· 66

◎开车族的隐形健身操 ·· 69

◎给指关节做做手指运动 ··· 71

◎手指运动疗法 ·· 74

◎完美的瘦腰减腹方案 ·· 78

◎女性开车族美容操 ··· 81

◎男性开车族瘦身操 ··· 83

◎附录:五个动作测试开车族健康水平 ·· 85

第四章 心理保健:开心开车更健康

　　如今,汽车成了许多人出行和生活的必备工具,家庭汽车拥有率逐渐攀升,与此同时交通事故的发生率也不断上升。有人认为这是运输繁忙、车辆猛增、路况太差所导致的。其实不然,事故频发还有另外一个重要原因——开车族的心理问题。开车久了会使人的中枢神经处于持续高度紧张状态,可导致交感神经兴奋性增强,内分泌功能紊乱,因此很容易形成心理疾病。如果开车族能够学习和了解一些心理学常识,适当地进行自我调适和控制,不仅可以使自己有一个良好的心态,还可以避免许多交通事故的发生。

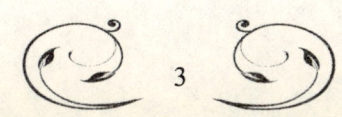

◎开车族常见的心理问题……………………………………88

◎开车族如何应对心理问题…………………………………92

◎三大危险心理勿开车………………………………………95

◎不要让情绪"中暑"…………………………………………98

◎不同道路对开车族的影响…………………………………99

◎堵车别堵着你的心情………………………………………102

◎如何克服"驾驶恐惧症"……………………………………104

◎减压疗法熄灭怒火…………………………………………106

◎"心情食物"吃出好心情……………………………………109

◎附录1：测测你有没有超越心理……………………………112

◎附录2：测测你有没有挫折心理……………………………114

第五章　疾病防治：助你远离驾驶病

近几年，随着开车族的不断增多，浑身不舒服的"驾驶病"患者也越来越多。据调查，80%以上开车族的健康状况令人担忧，他们都不同程度地患有颈椎病、肩周炎、骨质增生、坐骨神经痛等多种疾病。这些疾病与他们的驾驶习惯和不良生活方式有关，如久坐、紧张、疲劳、睡眠不足、饮食无规律等。那么，如何才能避免这些疾病，做个健康快乐的开车族呢？

◎不可忽视的颈椎病…………………………………………116

◎别让腰背痛"缠"上你………………………………………119

◎自我防护，远离肩周炎……………………………………122

◎恼人的疼痛——腰椎间盘突出症……………………………………125
◎开车谨防"震动病"………………………………………………128
◎与呼吸道疾病打个防御战…………………………………………129
◎肠胃要护好,关键在饮食…………………………………………132
◎健康拒绝"肝"扰…………………………………………………135
◎开车族,请护好你的"心"………………………………………137
◎糖尿病"盯上"开车族……………………………………………140
◎夏日开车须防"空调病"…………………………………………142
◎男性开车族:小心前列腺炎尾随…………………………………144
◎开车常见症状小对策………………………………………………147
◎附录:开车族如何自测疾病………………………………………149

第六章　女性开车:要健康也要美丽

　　如今开车的女性朋友越来越多,开车带给女性朋友的,不仅是出行的便利和更加舒适的出行环境,可能还有驾驭的自由和快乐。不过开车也是把"双刃剑",在享受现代交通方式带来方便快捷与自由的同时,一些健康隐患也可能找上如花似玉的女人们。长时间开车对男性和女性的影响是不同的,而女性也许所承受到的和男性看似没有什么区别。但是因为自身生理结构的原因,往往比男人更容易受伤。

◎细数女性开车的健康隐患…………………………………………152
◎开车女性要学会爱护自己…………………………………………155

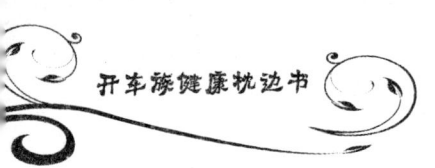

- ◎开车女性的日常保健……………………………………157
- ◎准妈妈开车要留意………………………………………160
- ◎五项原则确保安康………………………………………163
- ◎女性开车"四大注意"……………………………………166
- ◎简单自检,女性开车不慌乱……………………………168
- ◎女性夏日开车,谨防"毁容"危机………………………171
- ◎让肌肤还原本色的食品…………………………………174
- ◎开心开车,轻松享"瘦"…………………………………177
- ◎附录:女性驾车自我测试………………………………181

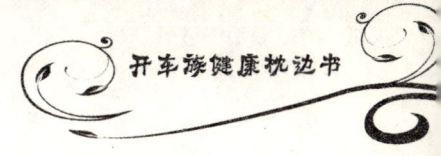

第一章 关爱自己：爱车更要爱健康

在这个车轮滚滚的时代，在享受着汽车给生活带来便利的同时，越来越多的疾病也开始侵蚀开车族的身体，尤其是白领开车族。上班坐办公室、下班坐车的生活方式，加之平时精神压力大，日积月累，身体逐渐透支。当身边开车族的队伍越来越庞大的时候，也要注意汽车给健康带来的隐患。套用一句广告语，就是"有健康才有未来"，爱车更要爱健康。

开车族：别忽视健康的"红灯"

私家车已经成为大众群体的主要交通工具，但随之而来的健康问题却不容忽视，一方面我们要利用有车带来的便利，另一方面，也要维护我们自身的健康。

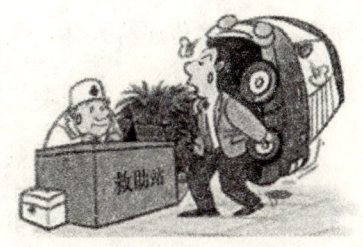

1. 肥胖难逃

不少人购车后，一是车瘾还没过够，二是开着自己的车心里高兴，所以再近的路只要可以开车，就一步也不想走。因此，体重就在不知不觉中增加，当开车族，尤其是年轻女开车族意识到时，也许平坦的小腹已成了"将军肚"了。肥胖不仅仅体现在身材上，它还会引发其他病症，"革命的本钱"不可忽略。

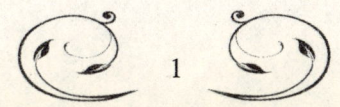

防范措施：时常运动有必要，开车族每天最好有半个小时左右的运动时间，外出路途不远时尽量能以步代车。

2. 视觉疲劳

长时间开车，眼睛会感到酸涩，有时甚至会疼，此种情况在"新手"身上尤为严重。"新手"开车的技术不熟练，在行车过程中，眼睛时刻高度注视路面车辆和行人，因而引发视觉疲劳。另外，浅色内饰反射阳光到挡风玻璃上也会加重视觉疲劳的程度。

防范措施：买车时应尽量避免购买内饰颜色过浅的车型，其次，开车时间尽可能减少，如果一定要开车，最好隔一段时间把车停在安全地带闭目养养神。

3. 手部麻木

长期开车可能会感到手部有一点麻木，如没得到重视，疼痛会随之而来，且越来越严重。这可能与不戴手套开车有关，不戴手套开车，车辆的震动会通过方向盘震动直接传递给人体，久而久之，极易导致肌肉痉挛、萎缩，甚至使关节发生病变，出现局部性骨质增生或变形性关节炎。

防范措施：开车一定要戴上驾驶专用手套，这种手套可减缓汽车传递给人体的震动力。此外，不可图省事戴尼龙手套，因尼龙手套滑手，易出危险；也可在座位和靠背上垫上富有弹性的垫子，以减少震动；长时间开车应适当活动一下指关节。

4. 听力损伤

有些原本耳聪目明的开车族，开车一段时间后发现自己的耳朵没有原先那么灵敏了。开车时，发动机的运转、汽车喇叭、路面其他原因产生的不同强度噪声，会导致听力损伤。因开车导致的听力损伤会在停止开车一段时间后恢复，但如果是长期开车，反复接触强噪声，就会造成不可逆性的耳聋。

防范措施：开车时应使用低音喇叭，播放音乐时，音量不宜太大。此外，可戴防噪声耳塞，这是防止噪声性耳聋简单易行的保健措施。平时多检查一下爱车，看看是否有故障性的噪声产生，如果有，应尽快修复。买车时也应购买隔音效果好的车型。

5. 头晕呕吐

现在家用车门窗密封性能良好，车内空间狭小，密不透风，冬天、夏天开车族都会开空调，且开空调的时间比较长，容易让人感到头晕、恶心，有时还会引起呕吐。另外，汽车在停驶状态下，车内外的空气难以进行对流，发动机长时间运转排出的一氧化碳便可能聚集在车内，加之车内人员呼吸排出二氧化碳，时间一长，车内氧气逐渐减少，车内的人会不知不觉中毒。

防范措施：正常行驶开车内空调时，最好每隔一段时间把车窗开启5分钟，让新鲜空气流通一下。夏季不能开着车内空调睡觉，汽车停驶时，不要长时间开车内空调。定期对汽车进行全面检修，以防空调的排气系统泄漏一氧化碳导致中毒；对于新车内的甲醛、苯等有害物质污染，采取多通风及选择有效的车内空气净化措施。

6. 骨肌病变

坐姿和体位不正确会影响开车族的身体健康。车内空间狭小，长时间窝在车里，身体不能正常伸展自如，很容易引起骨骼、肌肉系统的病变。如肩周炎；腰椎局部变形、增生；椎骨间隙变窄；背部疼痛等。

防范措施：开车族坐进汽车前，应背对座位，绷紧腹部和臀部的肌肉，弯曲膝盖，慢慢坐进车内，转身的同时轮流抬腿；开车2～3小时要活动15分钟，开车3个小时以上应适当休息，活动一下四肢，尤其要活动颈部；头部向左、右旋转各10余次，可预防颈椎病。

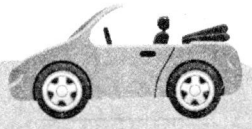

◎**温馨提示：常驾驶降低受孕概率**

很多办公室一族都会有这样的感觉，刚开始"坐班"的时候没有什么异样。但一两年以后，月经不调、痛经、经期血块、小腹坠胀等不适陆续出现了……这是由长期坐姿导致的。女性久坐会发生气血循环障碍，有些是因久坐导致经血逆流进入输卵管、卵巢，引起下腹痛、腰痛。在开车时保持一个姿势和办公室久坐的道理一样。女性长时间的驾驶会很自然地压迫下半身的血管，对血液的正常流通产生了阻碍，使血液循环不畅，从而造成生殖系统的血液循环不畅，引起局部发育不适，甚至造成内陷、发育不良等。

开车族谨防"亚健康"缠身

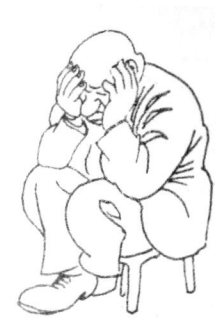

现在，越来越多的开车族开始关注健康了，因为很多开车族平时常出现浑身无力、眼睛疲劳、睡眠不良、坐立不安等症状，可是去医院检查，检查结果往往显示一切正常，也查不出什么"病"来。很多开车族对此深感疑惑，这是健康的什么信号灯呢？其实这就是所谓的"亚健康"状态。

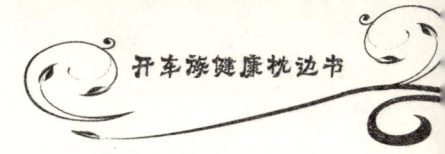

"亚健康"是指人的机体虽然无明显疾病，但已有各种程度不同的致病因素，具有发生某种疾病的高危倾向。它是介于健康与疾病之间的第三状态，也称"灰色状态"。处于这种状态的人，处理得当，身体可向健康转化；反之，则易发展为病态。"亚健康"在临床上表现为两种状态：潜病态和前病态。潜病态是指虽然有一些细胞学、病理学上的细微改变，但无明显的临床表现；前病态是说临床上已经达到一定的指标，但仍不能最后确诊患病。造成开车族身体出现"亚健康"状态的原因，主要有以下几个方面：

1. 心理失衡

高度激烈的竞争、错综复杂的各种关系以及驾驶过程带来的种种不顺心，使开车族们忧虑过度、素不宁心，不仅会引起睡眠不良，甚至会影响人体的神经体液调节和内分泌调节，进而影响身体各系统正常的生理功能。

2. 营养不全

现代人的饮食往往热量过高，加之食品中人工添加剂过多，人工饲养动物成熟期短、营养成分偏缺，造成很多人缺乏重要的营养素，肥胖症增多，代谢功能紊乱。开车族还往往由于驾驶，饮食不规律，大大增加了肠胃的负担。

3. 噪声干扰

科技发展、工业进步、车辆增多、人口增加，使很多居住在城市的开车族生存空间狭小，备受噪声干扰，这对人体的心血管系统和神经系统都会产生很多不良影响，使人烦躁、心情郁闷。

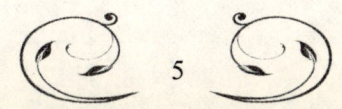

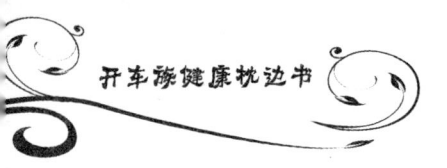

4. 空间封闭

车内空间封闭，长期处于这种环境，空气中的负氧离子浓度较低，使血液中氧浓度降低，组织细胞对氧的利用率降低，影响组织细胞正常的生理功能，因此，开车族们要经常下车走走。经常使用空调时，也要及时换气。

5. 逆时而作

开车族们由于工作原因经常逆时而作。逆时而作，即作息时间不规律。人体在进化过程中形成了固有的生命运动规律，即"生物钟"，它维持着生命运动过程气血运行和新陈代谢的规律。逆时而作就会破坏这种规律，影响人体正常的新陈代谢。

6. 练体无章

生命在于运动，生命也在于静养。人体在生命运动过程中有很多共性，但是也存在着个体差异。因此，强身健体应该是个体性很强的学问。每个人在不同时期，身体的客观情况都处在动态变化之中，如练体无章、练体不当，必然会损害人体的健康。

对此，有关健康专家针对开车族提出一套锻炼方法：每周至少有一天不开车，路较近的可步行或骑自行车；路较远的可坐公交车。除此以外，每天开车之余，一定要抽出30分钟以上的时间做中等强度的运动，比如跑步、打球、做操、游泳、爬山等，在这些运动中，要使心律保持在正常范围内，提倡健康运动，同时注意补充营养素，如维生素等。专家认为，"健康管理"就是指在预防保健、防病治病或人人享有健康保健的范畴内，通过实施健康教育、健康宣传、预防保健等健康干预措施，达到促进健康的目的。开车族朋友们，如果您爱自己、爱自己的车、

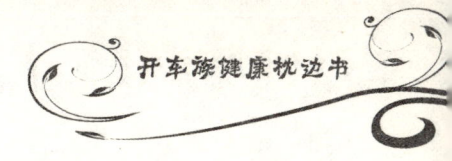

爱这座城市,您就要注意管理好自己的健康,每周保证有一天不开车,让身体得到放松和锻炼,让爱车有个喘息的机会,也为舒缓道路的拥堵尽一份力,可谓是一举多得的好事。还等什么?赶快行动吧。

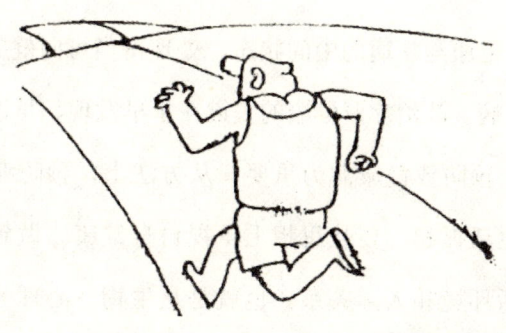

◎**温馨提示:三大饮食方案帮你摆脱亚健康**

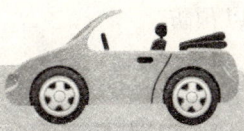

(1)补钙可安神:开车上路与其他车辆、行人等难免会产生一些矛盾,为了避免发怒、争吵,可以有意识地多吃牛奶、酸奶、奶酪等乳制品以及鱼干、骨头汤等,这些食品中含有丰富的钙质。国外研究资料表明,钙具有镇静、防止攻击性和破坏性行为发生的作用。

(2)应酬过后多调理:开车族少不了应酬,饭店的食品虽然美味诱人,但往往脂肪和碳水化合物过高,而维生素和矿物质含量不足,常在外就餐者平时应多食用蔬菜、水果、豆制品、海带、紫菜等食品。

(3)碱性食物抗疲劳:驾驶汽车是一项颇费体力的活动,尤其在繁忙城市道路上驾驶手动挡汽车,免不了频繁地换挡、制动。大量的体力劳动后,人体内新陈代谢的产物乳酸、丙酮蓄积过多,造成人体体液呈偏酸性,让人有疲劳感。为了维持体液的酸碱平衡,可多食用以水果为主的碱性食物,如西瓜、桃、李子、杏、荔枝、哈密瓜、樱桃、草莓等。

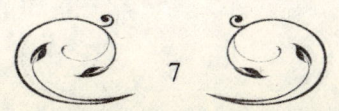

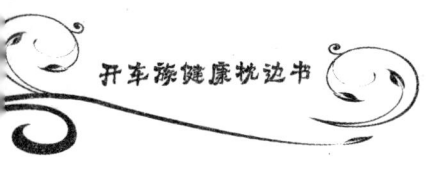

预防亚健康，才能真健康

亚健康状态作为健康与疾病的中间状态，处理得当可向健康转化，处理不当将直接导致严重的疾病。故治疗亚健康的关键在于早发现、早诊断、早治疗。

对开车族来说，预防亚健康尤为重要。从方法上，预防亚健康应从纠正病因开始，从平时的生活抓起，要从思想上重视自身健康。做到科学的健身、修养，营造良好的生活环境和人际关系。也就是从生物→心理→社会的角度全面加以预防。

1. 合理膳食

没有任何一种食物能包含人体所需的全部营养。西方营养学家提倡每人每天要吃50种食物以上。既要吃山珍海味、牛奶，也要吃粗粮、杂粮、蔬菜、水果，这样才符合科学合理、均衡营养的观念。饮食合理，疾病就不易侵入。还要注意饮食方法，勿暴饮暴食，大饥大饱，一定要做到定时定量，有针对性，均衡消化，保证营养。

2. 保障睡眠

伴随着社会的变革和人们生活方式的改变，睡眠不足也已成为当今最普遍的健康和社会问题。睡眠应占据人类生活 1/3 左右的时间，它和每个人的身体健康密切相关。世界卫生组织确定"睡得香"为健康的重要客观标志之一。当感到情绪不佳或者身体不适时，美美地睡上一觉后，会觉得精神倍增，身体的不适也会有所减轻，甚至恢复如常。

3. 动养兼顾

人的健康躯体也是一种神形的表现，即所谓的要神形兼备。人的健康的精神状态来自于自身的思想意志，一方面人总是要有精神的，另一方面精神也要靠肢体，人体的各种力量的养护，使人的思维、内脏各器官功能都保持兴旺状态，人才能显得精神无比。

4. 培养兴趣

广泛的兴趣爱好，会使人受益无穷。它可以增加人的活力和情趣，使生活更加充实、生机勃勃，使娱乐活动更加丰富多彩。人们在娱乐活动中，应该发展多种兴趣。有益的活动不仅可以修身养性、陶冶情操，而且能够辅助治疗一些心理疾病。

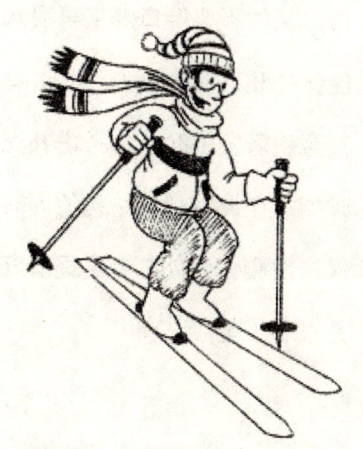

5. 善待压力

人之所以感到疲劳，首先是情绪使人的身体紧张。因此要学会放松，让自我从紧张疲劳中解脱出来。要确立切实可行的目标定向，切忌由于自我的期望值过高无法实现而导致心理压力。人在社会上生存，难免有很多烦恼和曲折，必须学会应付各种挑战，通过心理调节维护心理平衡。

健康小贴士："主动养生"调节亚健康

其实，亚健康状态是身体发出的一个信号，说明你应注意了。对付亚健康状

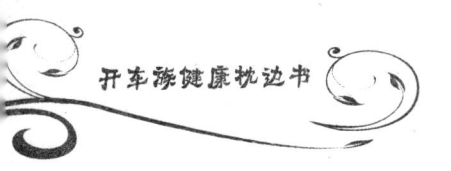

态的策略，绝不能头痛医头，脚痛医脚，要从根本上发现症结所在，若只从局部找原因，人就永无宁日。例如从工作压力、生活作息方面找寻不规律的地方，从饮食营养方面看看是否合理均衡，从参与运动方面看看是否耽于安逸，甚至工作环境有无职业病影响，等等，人体是一个整体，环环相扣。因此，进行"大修"，从根本上解决问题才是要义。

开车族在日常生活中要预防、消除亚健康，就需要"主动养生"。例如，还未疲乏时，就"主动休息"，让身体"充电"后再干，这比连续干效果好，也不伤身体。又如不要等口渴了再喝水，水是生命之源，人体始终需要得到水的滋润，才能保持旺盛的生命力。再比如，不要等各种维生素、微量元素缺乏的症状出现时，甚至疾病发生时，再考虑补充维生素、微量元素，这样为时已晚，损失太大。平时如能在调整膳食结构的同时，补充维生素、微量元素，以满足人体需要，就能保证健康。此外，专家提醒开车族们不要盲目补充大量的维生素和矿物质，过量并不利于健康。

开车族生活细节的八注意

随着我国汽车数量的逐年增加，开车族的队伍也日益壮大。某些人由于忽视自身的生活细节，以致发生不应有的健康隐患。他们有必要了解与开车有关的生活保健细节，从而有效地保护自己的健康。

1. 开车族周末生活要巧安排

多数开车族每到周末都喜欢放松一下，一到周一上班就特别困，有些人因

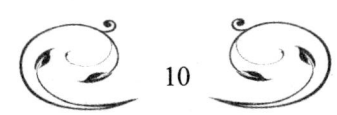

此还出了车祸。保健专家提醒广大开车族朋友,周末生活一定要有张有弛,防止过度劳累。

(1) 忌活动过多伤神:有的开车族一到周末就通宵达旦搓麻将或玩扑克,搞得精疲力竭。白天又休息不好,轻者头昏脑涨,重者几天还缓不过劲来,严重影响开车安全。

(2) 忌整天睡觉不起:有的开车族认为,休息就是睡大觉,一睡就大半天。其实这样做并不科学,凡事都要讲个度,睡觉也不例外。睡少了没精神,多了容易造成困倦,使头脑反应迟缓,对身体健康和开车都不利。

(3) 忌计划繁多:有的开车族一到周末又想游玩,又要访亲会友,搞得异常紧张,不但休息不好,还会更加疲倦。所以,在安排周末活动时,一定要讲究科学和休闲。

(4) 忌心情不好:人的情绪好坏与环境因素有关。休息日亲朋好友相聚多,随之矛盾也增多,有时甚至会发生不愉快的事情,从而心情沉闷。若遇到这种情况,一定要听从大家的劝解,表现豁达和大度。

2. 疲劳时不要用冷水浇头

有些开车族每天开车累了都用冷水浇头,这种习惯并不好。生理学的研究表明:用凉水冲头不能驱散困意,反而会使人情绪镇定,促进睡眠。同时用冷水浇头,血管会剧烈收缩,血流减慢,使大脑得到的营养和氧反而更少,而且刺激疲劳的神经

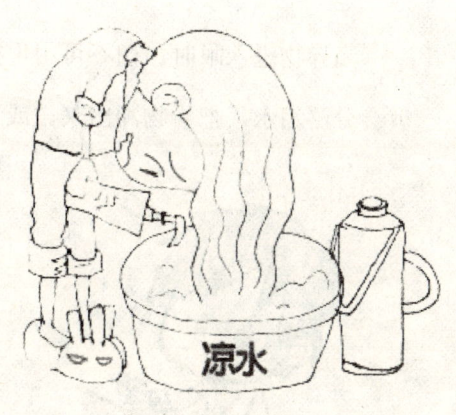

继续兴奋,极易患神经衰弱症。如行车途中感到困倦,应将车停至安全地方,

小憩10～15分钟。

3. 千万不能憋大小便

由于长时间窝在车中，不少开车族有憋尿的习惯，这种习惯有很大的危害。人在憋尿时，全身神经处于高度紧张状态，胃肠功能和交感神经会发生暂时性紊乱，血压明显增高。在憋尿的意念作用下，膀胱所储尿液不能外排，实际上形成了人为的尿潴留。这不仅影响人体动作的灵活，增加运动的负担，而且容易因意外撞击使膀胱受伤。

憋尿时间过长，末梢神经会由过度紧张转入"麻痹"状态，还会失去排尿感，久之会发生排尿困难，严重时还会造成终身病痛。

因便秘、疼痛等肛门疾患，每欲解大便而不便，大便中的水分就会被吸收，使大便更加干结，更难排解，从而导致消化道受阻，出现胃肠胀满，纳谷不思，腹部寒痛，恶心呕吐，甚至出现阑尾炎等症。

4. 异物入眼别揉擦

当异物进入眼时，切不可用手揉擦，应该用手把上眼睑轻轻提起，这样泪腺就会分泌泪水，把异物冲出来。或者用力咳嗽几声，灰尘和沙子也会出来。如果是比较大的异物，可用注射器装上冷开水（或清洁水），对着眼角轻轻冲洗一下就好了。

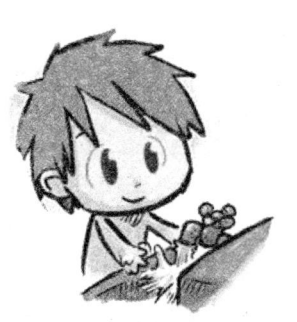

5. 不能常用汽油洗手

不少开车族在保养和维修车辆后，常常喜欢用汽油来擦洗手上的各种油污，这种习惯对人体的健康不利。汽油是很好的脂肪溶剂，具有良好的去脂作用，而人体皮肤表面有一层薄薄的皮脂，用以滋润和保护皮肤。如果经常用汽油洗手，皮脂就会被汽油带走，甚至连表皮细胞产生的脂肪也被破坏掉。日久天长，皮肤就会变得越来越粗糙、干裂，有的还会导致皮疹、湿疹、皮肤皲裂等皮肤病。

6. 别用汽油泡洗整件衣服

汽油中含有一种抗爆添加剂——四乙铅，是一种无色透明的有毒物质。如果用汽油刷洗衣服，四乙铅就会沉淀在衣服上，并能通过人体皮肤上的毛孔进入人体内部，进入人体内部的铅不易排出体外，当积累到一定数量时便会引起中毒现象。因此，在洗油污弄脏的衣服时，千万不要将整件衣服泡在汽油盆中，这除了浪费油料外，还容易引起人的中毒。不过外衣局部被油污染，可以用布（或棉花）蘸少量汽油擦拭，待汽油完全蒸发掉以后，再用温水加洗衣粉彻底全面清洗。

7. 慎用嘴吸吮汽油管路

汽车在行驶中突然出现油管堵塞等油路故障时，有许多开车族喜欢用嘴去吸吹燃油管路，以排除故障；在维护、保养车辆时，很多开车族也常用塑料管或橡皮管从油箱中抽燃油。如果吸油用的塑料管比较粗、管子不透明和较短，又或者油箱的油面很低时，稍有不慎汽油就会被吸入食道进入体内。汽油中除微量的四乙铅能引起中毒外，还含有部分脂肪类和芳香烃类化合物，这些物质对人体的中枢神经系统和血液系统都有很大的损害。

8. 出车前不能躺着看书

开车族出车之前躺着看书是不利于安全与健康的，因为躺着看书时眼睛和大

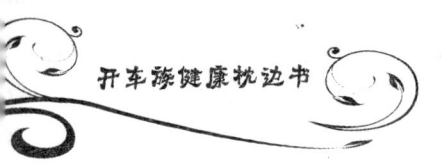

脑负荷较大,时间长易出现视觉疲劳,字会串行和跳动。此外,还有可能出现头痛的感觉。如马上行车会出现精神不集中并影响视力,延误处理险情的时机,在处理复杂交通情况时造成判断上的失误,酿成事故。

总之,开车族的保健是多方面的。开车族朋友如能在日常生活中加强这些保健,健康和安全将相伴您终身。

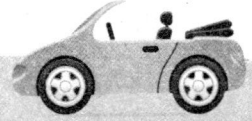

◎温馨提示:车钥匙要经常消毒

大多数开车族都没有清洗、消毒钥匙的习惯。其实,据有关部门抽样检测,60%以上的钥匙都带有大肠杆菌、结核杆菌、真菌等细菌。开车族每天摸用钥匙的次数很多,如果用抓过钥匙的手直接去抓食品,那么染上疾病的可能性就很大。以下是几种车钥匙简易的消毒法:

(1)阳光消毒:晴天中午,把钥匙放在太阳下晒,大多数细菌或病毒可被阳光中的紫外线杀死。

(2)洗烫消毒:将钥匙在水龙头下冲洗并用硬毛刷刷洗一遍,可使病菌减少1/3;若用开水烫1次,钥匙上的细菌则几乎可全部被杀死。

(3)药物消毒:取水1 000毫升,加入5%的新吉尔灭4~8毫升,浸泡15分钟,或用含氯石灰(漂白粉)少许加水浸泡,都可对钥匙起到杀菌消毒的作用。

开车族,请爱护你的眼睛

当你驾驶着心爱的车子,在都市中穿梭,享受风驰电掣快乐的同时,是否偶尔会感到眼睛略有不适呢?长此以往,在高车速小视野的状态中行车,眼睛反应能力

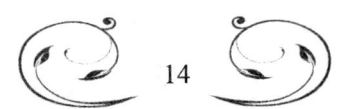

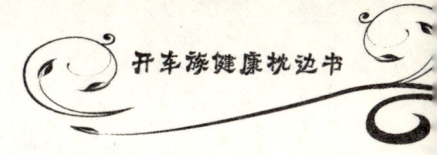

降低,视力下降,容易疲劳,易发生危险。那么开车族该如何进行眼睛保健呢?

1. 养成良好习惯,减轻眼睛负荷

开车族在开长途车时,大多喜欢用抽烟或嚼糖块来提精神、驱疲劳。殊不知,这对视力是极其有害的。吸烟能引起视幻症。长期抽烟,造成尼古丁中毒,出现精神障碍、缺氧、二氧化碳滞留、血氨增高、酸碱平衡失调和电解质紊乱等,从而导致视幻,即眼睛模糊,视力下降。长期吃糖,更易患眼疾。甜食在消化吸收和代谢过程中产生大量的酸性代谢产物,从而造成血钙减少,引起房水和晶状体渗透压改变,使晶状体变凸,影像模糊,导致近视。因此,必须有一个好的生活习惯,以保持良好的视力。

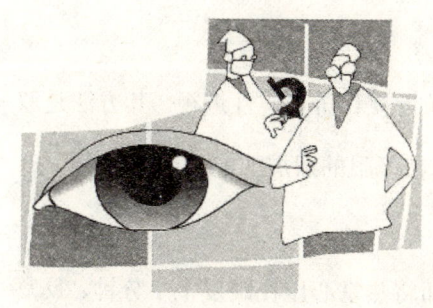

2. 调整膳食结构,加强眼睛营养

视力与营养有密切的关系。食物中缺乏维生素A,便容易导致夜盲症、干眼病等;铬和钙元素的缺乏,则易患近视眼;而维生素B的缺乏,则可能发生球后视神经炎。这些眼疾均可导致视觉功能不同程度的下降。因此,要多吃粗粮、蔬菜、水果,诸如动物的肝脏、玉米、胡萝卜、菠菜、西红柿、南瓜、柑橘等。每天吃250毫克蔬菜,即能保证维生素A的需要。如果长期在维生素A缺乏的地区,可采取干预治法,即将维生素A药片强化在食品中,每天同食物一起摄入。

3. 讲究卫生,预防眼疾

(1)平时每天以热水、热毛巾或蒸汽浴双眼1~2分钟,反复5次,以促进

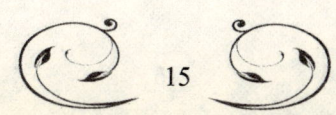

眼部的血液循环,防止眼生病。

(2)眼睛流泪或发痒勿用手揉,要用软而干净的手帕擦拭。眼内发痒一般为炎症表现,应滴眼药水或用温水洗眼,用手揉眼睛易损伤眼睛和加重发炎。

(3)注意预防传染性眼病及全身性疾病,如沙眼、急性结膜炎等。因此,不论患了什么眼疾,都要及时到医院检查治疗。一些全身性疾病对眼睛也有很大的影响,如结核病、血液病、肾病、糖尿病等都会影响到眼睛,严重者可导致失明,因此要注意防治。

4. 加强锻炼,提高视力

(1)运目:运转眼球,能增强眼球活力,改善视觉功能,使其灵活、敏锐。方法是:闭目转动眼球,顺时针和反方向各转10次左右,睁开眼睛向上、下、左、右四面移动10次左右。

(2)摩目:经常按摩眼睛,可有助于预防近视和矫正假性近视。其方法是双手指以鼻梁两侧内眼角为起点,眉毛围绕眼眶按摩眼的四周20次,由轻到重,开始与终末都应轻揉。

(3)熨目:用双手对掌摩擦,生热后立即将热掌心压在眼皮上1分钟,反复进行3~5次,这样可有效地消除疲劳,防止视力下降。

(4)极眺:行车间隙,身体直立,放松眼球,平视远处,以达到养目、放松眼球、纠正视力模糊的功效。

(5)练目:坐着头不动,让眼睛左右扫描到视力范围内所能及的东西,可提高眼睛的灵敏度。集中视力在10种不同物体上10秒,然后列出所看到的物体名称和顺序,这可使眼睛与脑快速集中在这些事物上,久之便可提高眼睛的反应能力。

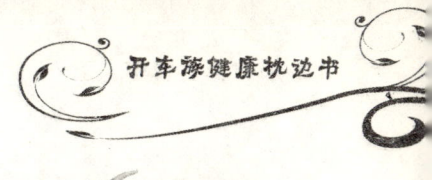

◎温馨提示：忌开车前看电视

有些开车族看完电视立即开车，殊不知，这样开车肇事机会就会增多。研究发现，在暗光下看电视，荧光屏上强烈的闪烁，会引起人体内维生素A含量的暂时性下降，使人的视觉迟钝，辨色能力减弱，视力下降。倘若连续看电视1小时，视力须经过30分钟才能恢复正常。如果看电视两三个小时，视力恢复的时间就更长。因此，开车族看完电视不宜立即开车。

自驾出游不要忘了保健

随着私家车的日益增多，开车出游已迅速成为一种新的旅游方式。自驾出游者除了牢记安全开车外，下列健康问题应引起重视。

1. 途中美容与保健

开车出游，对于开车者与乘车人都是既快乐又辛苦的，特别是在旅游途中，徒步爬山、户外露营的活动，风吹日晒总是难免，再加上饮食不规律，对人的健康和容貌影响很大，阳光对面部的皮肤损伤尤其厉害，这就需要一些简便的美容方法：

（1）多饮水：水分不仅能使皮肤保持滋润，而且还能供给皮肤充足的营养，注意出行前可多带点矿泉水。途中在小店、茶舍品茗赏景也别有风味，如果车行至有纯净山泉的地方，更不能浪费了与大自然亲近的机会。

（2）多吃水果：这样不仅可使人体吸取更多的水分，而且水果中所含的维生素、矿物质对美容养颜有独特的功效。

（3）多吃蔬菜：像黄瓜、西红柿、胡萝卜等蔬菜不仅可以当水果吃，也可以当美容品来使用。白天开了几个小时车，游玩了许多地方，晚上睡觉之前，可以将以上新鲜蔬菜切成薄片，贴在脸部和颈部，10～20分钟后取下，稍加按摩，使皮肤吸收这些蔬菜中有益的营养物质。

（4）常做面部按摩：乘车或途中小憩时可以闭目养神，也可用手轻轻按摩面部，这样可以加快面部的血液循环，增加皮肤营养的供给，有利于皮肤恢复弹性，从而达到美容的效果。

2. 饮食卫生四注意

开车旅游途中保持身体健康的首要问题就是注意饮食卫生，严防"病从口入"。旅行中饮食卫生的四注意如下：

（1）注意饮水卫生：生水是不能饮用的，旅途饮水以开水和消毒净化过的自来水为最理想，其次是山泉和深井水。江、河、塘、湖水千万不能生饮。无合格水可饮时，可用瓜果代水。

（2）生吃瓜果要注意：吃瓜果一定要去皮。瓜果除了受农药污染外，在采摘与销售过程中也会受到病菌或寄生虫的污染。

（3）食店的卫生要注意：合格的标准是有《卫生许可证》，有清洁的水源，有消毒设备，食品原料新鲜，无蚊蝇，有防尘设备，周围环境干净，收款人员不接触食品且钱票与食品保持相当距离。

（4）乘车人的食量要注意：对于开车者，在旅游途中要集中精神开车，自然会消耗一定的体力。对于乘车的人来说，基本处于休息状态，不时还能睡上一会，多进食会导致消化不良，肠胃不适。

3. 预防颈背痛的方法

（1）首先调好驾驶座，使方向盘和各脚踏板容易够得到。开车时要坐直，臀部尽量靠紧椅背，上身挺直，膝盖略曲，但不可妨碍操作方向盘。必要时可调整后视镜角度，操作方向盘时手臂应稍弯曲。若将方向盘看做一个时钟面，左手应握在九点至十点之间，右手则握在两点至三点之间。将座位调到稍向后倾斜，使得身体在开车时保持平衡，令背部和颈部感到舒服。

（2）如果患有背部疾患，可买或做一个腰垫，塞在腰部和靠背间。开车时应留意肩部是否放松，并抬头收颌。如果头部前倾，颈背肌肉就会紧张。遇到交通阻塞或红灯时，可以趁机放松一下。

4. 防治晕车的秘籍

（1）胃复安：口服胃复安1片，晕车严重时可服2片，儿童剂量酌减，于上车前10~15分钟吞服，可防晕车。行程2小时以上又出现晕车症状者，可再服1片。途中临时服药者应在服药后站立15~20分钟后再坐下，以便药物吸收。此法有效率约90%，且无其他晕车药引起的口干、头晕等副作用。

（2）鲜姜：行驶途中将鲜姜片拿在手里，随时放在鼻孔下面闻，使辛辣味吸入鼻中。也可将姜片贴在肚脐上，用伤湿止痛膏固定好。

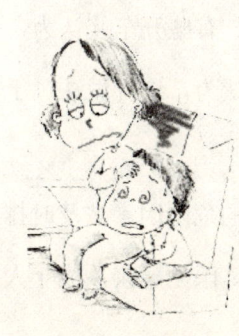

（3）橘皮：乘车前1小时左右将新鲜橘皮表面朝外，向内对折，然后对准两鼻孔用两手指挤压，皮中便会喷射出带芳香味的油雾。可吸入10余次，乘车途中也照此法随时吸闻。

（4）风油精：行车途中，将风油精搽于太阳穴或风池穴,亦可滴两滴风油精于肚脐眼处,并用伤湿止痛膏敷盖。

(5)食醋:行车前喝一杯加醋的温开水,途中也可较有效地防治晕车。

(6)伤湿止痛膏:行车前取伤湿止痛膏贴于肚脐眼处,防止晕车疗效较显著。

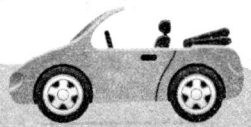

◎温馨提示:开车出游备好药

在开车出游前,可以多备一些抗病毒药物如板蓝根冲剂,用于感冒、上呼吸道感染等症状;带点肠胃消炎药、黄连素、藿香正气水,以治疗腹泻;外出旅游饮食不规律,容易上火,引起便秘,还应该备一些通便的药;容易晕车的人应该准备一些乘晕宁等;此外,在野外活动时难免会有磕磕碰碰,或被蚊虫叮咬,一些外用药,如创可贴、医用纱布、绷带、医用酒精及伤科药如正红花油、云南白药等也应适当备一些。

关注健康,定期体检

现在工作、生活压力大,很多开车族处在亚健康状态,而有些疾病恰恰是由不良生活习惯造成的。一些疾病的发病率逐渐升高,心脑血管病人也有年轻化的趋势。随着"健康是福"的观念深入人心,养成定期健康体检习惯是保持健康的一种重要手段。它可以成为你健康隐患的红绿指示灯。但是,有些开车族认为,自己身体很好,吃什么都香,自费体检是花冤枉钱。也有人认为,这种做法过于"前卫",没有必要。那么,健康体检究竟有没有必要呢?

体检的目的是为了发现一些健康中的隐患,使产生疾病的危险因素被及时排除。定期进行全面的健康体检,是自我保健的重要方式之一。医生建议,成年人应每年或至少两年做一次体检。在人们早已从原先的"要我健康"走向了"我要健康"的年代,从"找医生看病"发展到"找医生保健"的时代。完美幸福的一生必是你最终的追求,关注健康、投资健康已不仅仅是一种生活时尚,更是时代赋予我们的责任。有健康的身体才能获得最高尚的生活乐趣,有健康的体魄才能创造最大的财富,有健康的身心才能获得最完美的人生。

因此,开车族同样有必要定期进行健康体检。只是要注意的是,不同年龄、不同性别的开车族,在健康体检时的重点有所区别。

1. 青年开车族健康体检重点

(1)测血压:血压值较高者常与原发性高血压、脑中风、动脉硬化有关。

(2)验小便:可及时发现肾脏病、糖尿病。

(3)大便隐血试验:可早期发现大肠癌、结肠癌及消化道疾病。

(4)作心电图:可发现冠心病心肌缺血改变。

2. 中年开车族健康体检重点

(1)防癌检查:人的年龄越大,接触致癌物的概率越多,发生癌症的可能也就越大。另外中年人免疫系统功能衰退,防御能力相应降低,这就为细胞癌变创造了条件。

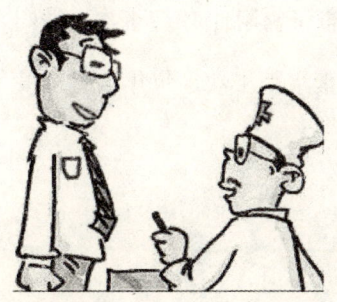

(2)甲胎蛋白检测:检查甲胎蛋白对诊断早期原发性肝癌的准确率达 80%~90%。原发性肝癌多见于中年人,故40岁以后,应每年检测甲胎蛋白1次。现症乙型肝炎或曾患乙型肝炎者,则应半年检测1次。

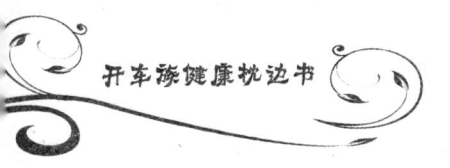

（3）血脂检测：血脂过高对动脉粥样硬化的发生发展起着推波助澜的作用，动脉硬化常可导致冠心病、心肌梗死的严重后果。步入中年后，每年1次的血脂检测不应忽视。

（4）前列腺检查：人到中年，由于前列腺开始衰退，结缔组织增生。会出现不同程度退化，甚至产生恶性病变，中年男性尤其要注意。

3. 老年开车族健康体检重点

严重危害老年人健康的是血黏滞度过高，很多老年人常见的高血压、心肌梗死以及糖尿病等大多与血液黏滞度高有关。老年人因自身的机体组织功能下降，极易患上骨质疏松症，导致骨折。

4. 女性开车族健康体检重点

（1）未婚女性开车族：每半年检查1次乳腺健康，每半年请医生触诊乳房，做乳腺B超1次。每年查子宫附件B超1次。

（2）已婚女性开车族：每半年检查1次乳腺健康，每半年请医生触诊乳房，做乳腺B超1次。35岁以上需要做乳腺钼靶照片1次。每半年查子宫附件B超1次，做妇科常规检查1次。每年宫颈涂片检查1次。

（3）更年期女性开车族：每半年检查1次乳腺健康，每半年请医生触诊乳房，做乳腺B超1次。需要做乳腺钼靶照片1次。每半年查子宫附件B超1次，做妇科常规检查1次。每年宫颈涂片检查1次；每年查激素水平1次，每年查骨密度1次。

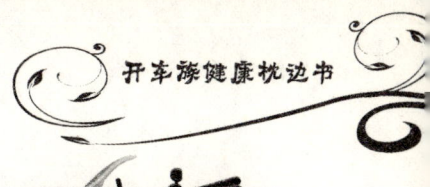

◎ **温馨提示：体检前的注意事项**

为了保证体检结果的准确，体检前应注意以下几项：

（1）体检前三天禁酒，宜清淡饮食，避免高脂肪、高蛋白食物，避免使用对肝肾功能有影响的药物。

（2）检查前一天晚上8时后避免进食和剧烈运动，保持充足睡眠，以免影响采血检验结果。

（3）体检当日早晨要空腹，以免影响验血及肝胆超声等检查结果。

（4）一般先做需空腹进行的项目（如：抽血、肝胆B超），然后进食早餐，再完成其他项目的检查，做到合理安排。

（5）女性妇科B超及男性前列腺B超检查，请保持膀胱充盈。

（6）女性请避开月经期，最好选择在月经干净后一周内检查，检查前三天请勿同房或阴道用药。

（7）女性体检当日请勿化妆，勿穿连衣裙、连裤袜。妇科检查前请排尽小便，再到妇科门诊。

（8）做X线检查时，宜穿棉布内衣，勿穿带有金属纽扣的衣服、文胸。

（9）近视者佩戴框架眼镜；发高热时不宜体检；孕妇不宜参加X光检查。

（10）如实陈述病史及身体不适情况。

附录：开车族疲劳程度测试

由于工作与生活的压力，每位开车族都会出现疲劳状态，但是程度却各不相同。我们可借助以下测试题来测测你的疲劳程度，如果是轻度或中度疲劳，你可能需要找点时间调整一下自己的生活方式了；如果疲劳程度在中度以上，你可能就需要上医院看看了。

疲劳的表现：A．极少　B．有时　C．经常

1．胃胀、胃痛、吐酸水

A　　B　　C

2．抽烟、喝酒、喜欢吃零食

A　　B　　C

3．喝浓茶或咖啡

A　　B　　C

4．患不同的病

A　　B　　C

5．觉到自己的健康状况呈下降趋势

A　　B　　C

6．每天的工作使你感到疲倦和筋疲力尽

A　　B　　C

7．肩、背、腰有不适或酸痛的感觉，不定位的肌肉酸痛

A　　B　　C

8．感觉自己的关节僵硬，不灵活

A　　B　　C

9．感觉自己总是睡眠不足

A　　B　　C

10．感觉自己对许多事情都不感兴趣

A　　B　　C

11．感到莫名其妙的担心害怕

A　　　B　　　C

12．性欲、性功能减退

A　　　B　　　C

13．感觉自己的动作迟钝、变形

A　　　B　　　C

14．遇见鸡毛蒜皮的小事儿都发火

A　　　B　　　C

15．耳鸣及听力下降

A　　　B　　　C

16．咽干，咽痛，咽喉有异物或紧缩感

A　　　B　　　C

17．眼睛干涩

A　　　B　　　C

18．膝关节酸软无力

A　　　B　　　C

19．有口臭或异味

A　　　B　　　C

20．大便干燥，便秘

A　　　B　　　C

21．消化不良，腹部不舒服

A　　　B　　　C

22．想回忆的事回忆不起来，要记的事记不住

A　　B　　C

23．不能专注地工作，感到工作难以完成

A　　B　　C

24．肩、颈肌肉发紧

A　　B　　C

25．腿、脚酸软

A　　B　　C

26．有皮肤病

A　　B　　C

27．胸部出现紧缩感

A　　B　　C

28．不愿意看书学习

A　　B　　C

29．只对比较幽默的影视节目感兴趣，喜欢色情玩笑

A　　B　　C

30．工作效率不高，而且常出错

A　　B　　C

31．不愿意思考问题

A　　B　　C

32．缺乏神清气爽的感觉

A　　B　　C

33．夜里经常因为要小便起床

A　　B　　C

34. 皮肤粗糙，无光泽

A　　B　　C

35. 头昏、头痛、头胀

A　　B　　C

36. 感觉自己疲乏无力、无精打采

A　　B　　C

37. 刚起床就感到自己好像已经筋疲力尽

A　　B　　C

38. 稍做一点工作就感到很疲惫

A　　B　　C

39. 一阵一阵的很疲劳

A　　B　　C

40. 厌恶喧哗和拥挤

A　　B　　C

为自己的疲劳度打分，记分方式是：A记1分；B记2分；C记3分。根据得分，你可以大致判断自己的疲劳程度。

50～69分：轻度疲劳。

70～89分：中度疲劳。

90～109分：重度疲劳。

110分以上：极重度疲劳。

第二章　车内环境：汽车污染要提防

对开车族来说，车就是他们的第二个家。"家"里的环境好坏至关重要。因为车内环境不良不仅会直接影响开车人的身体健康，引起疾病，还会间接影响开车人的心理和情绪，从而影响开车的安全性。近年来，随着私家车数量的快速增长，车内环境污染也和室内装修污染一样日益凸显。有关专家称，目前汽车污染普遍存在，尤其是经过"豪华"装潢的汽车更要引起开车族的重视。

车内污染：开车族的第一隐形"杀手"

近年来，随着开车族的不断增多，许多还没有车的家庭购车计划已被提上了日程。买车之后，人们不忘用各种方式来装扮自己的爱车。但是，许多消费者反映，新车特别是做过车内装饰的新车都有一股"异味"。殊不知这股"异味"就是专家常说的车内空气污染。许多人认为"新车一般都有气味，过一段时间就好了"。事实上，正是许多消费者这种认识上的不到位，为自己和家人的健康埋下了隐患！

车内污染会严重危害开车族的身体健康，切不可掉以轻心。要有效避免车内污染，我们首先要找到汽车内部的污染源，主要包括：塑料制品和黏合剂、发动机挥发物以及车内饰品。

车辆在生产时，内饰件要使用大量的塑料制品和黏合剂，这些都是产生车内环境污染的罪魁祸首，例如可以引起白血病的"苯"，就来自于黏合用胶、人造革、

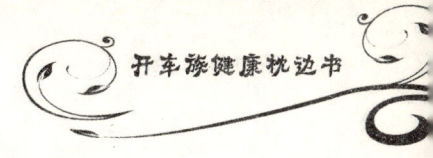

漆面和皮革等,甲醛则主要来源于座椅套、车门衬板等针织品。

发动机长时间运转之后,不但其产生的热量会增加车内污染物的挥发,而且它本身产生的胺、烟碱等物质也会对乘员的身体造成伤害。因此,选择车身密封性较好的车辆,可以有效地减少自身或者其他车辆的尾气进入车内造成污染。

很多消费者买车之后喜欢在车内摆放一些毛绒玩具、靠垫等装饰物,但如果这些饰物是劣质商品就会增加车内"甲醛"的释放源。另外,一些人喜欢在车里喷洒香水,很多香水是化学合成物,其本身就含有害物质,这样只会加重污染。

第一种和第二种污染源目前还难以从根本上解决,这与汽车工艺的发展水平有很大关系,内饰件采用更好的材料会对减少车内环境污染起到一定的帮助作用。第三种来源属于开车族使用时所产生的"二次污染",只要开车族在平时的使用当中加以注意就可以避免。

针对以上污染源,开车族在使用过程中,可以通过一定的手段加以防范和控制。

首先,汽车消费者应树立正确的汽车消费使用观念,尽量避免过度装饰;同时要注意选择使用无污染或有害物质含量低的装饰品,以有效避免污染发生。

其次,平时要注意按时进行车辆保养,发现故障及时到指定修理厂进行维修;购买零配件时要尽量选择原厂配件。要注意使用清洁燃料,并按照出厂设定的燃油标号加油;要科学使用机油和油品添加剂。在驾驶汽车时要养成正确的驾驶习惯,根据季节气候的差异,在大气环境相对较好的路段行驶时可以打开车窗适度通风,及时置换补充车内新鲜空气;有天窗的汽车可以打开天窗换气,效果更好。车内不要摆放悬挂过多的装饰玩具,不要使用刺激性较强的芳香剂,应尽量避免在车内吸烟,吸烟时要打开车窗。

另外,购车时不要只考虑汽车价格、汽车的机械性能和外观款式,在评价

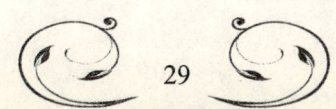

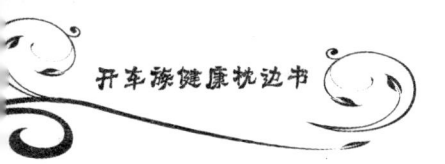

驾乘舒适性的同时要注意考察车内的空气环境质量。购车后如果发现汽车内存在环境污染等反常现象，就应及时到专业环境检测部门进行检测。如果测试结果证实确实存在较为严重的污染，就应及时请汽车内环境污染治理机构的专业人员进行有效治理。

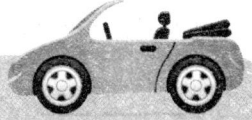

◎温馨提示：新车要通风晾晒

有些车进去之后就会有些难闻的味道，尤其是刚买来的新车或新装潢的车。这些难闻的味道就是有害气体，主要来源于车内各个配件的黏合剂及油漆，其含有的苯、甲醛等有毒物质最多，毒性也最大。

对于刚买来的新车或新装潢过的车，最好先放置在阳光下通风晾晒一段时间，因为甲醛和苯遇到阳光自然就会挥发掉。还有一种方法就是在车内放置一些具有消除异味作用的水果，如柚子、橘子、菠萝等。新车或新装潢过的车，开空调时应经常使用外循环，以达到"吐故纳新"的目的。同时，孕期的女士及新生儿最好不要乘坐或少坐刚买来的新车和新装潢过的车。

教您五招减轻车内污染

目前我国专门针对汽车内部空气环境的污染控制标准尚属空白，国家有关部门正在督促汽车车内空气污染控制标准尽快出台。而广大的开车族在选购车辆，或者车内装饰时，很少有人打听关于车内环境保护的问题，有个别人虽然打听，结果在真正的操作中全都忘记了。

那么，开车族如何在享受汽车带给我们方便的同时，又能更好地保护自身的

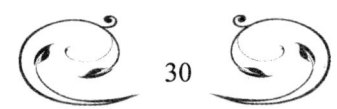

健康呢？专家提出五招请您借鉴。

1. 化学消毒

主要是利用一些消毒剂对汽车部件进行喷洒和擦拭，通过化学作用达到除去病菌的目的，这种杀毒方法操作简单易行，病菌杀灭也比较彻底。目前市场上常见的化学消毒液主要有过氧乙酸和84消毒液。消毒后车舱内会留有气味，需要开窗通风一段时间。

2. 活性炭吸附过滤

活性炭是一种非常优良的吸附剂，它具有物理吸附和化学吸附的双重特性，可以有选择地吸附空气中的各种物质，以达到消毒、除臭等目的。活性炭在吸附饱和后要更换，约每三个月更换一次。

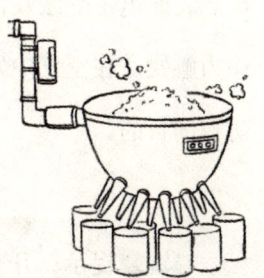

3. 车载氧吧

汽车氧吧的功能就是增加空气中负离子含量。空气负离子有"空气维生素"之称，有抑制细菌、病毒生长，清除空气异味，清洁空气的作用。目前市面上可以看到做成各种艺术造型的汽车用负离子发生器，即汽车氧吧。但采用此法有个弱点，增加负离子可以让开车人头脑清醒，但无助于消除空气中原有的污染物质。

4. 臭氧消毒

主要采用一种能迅速产生大量臭氧的汽车专用消毒机进行消毒。最大好处是不会残存任何有害物质，不会对汽车造成第二次污染。臭氧消毒法操作起来较简

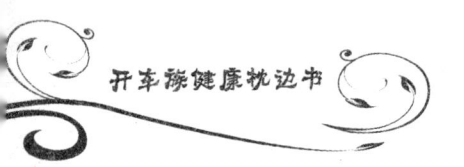

单,将一根连接着汽车专用消毒机的胶管伸入车厢内,打开汽车专用消毒机和车内空调,利用空调的空气循环,将汽车专用消毒机产生的高浓度臭氧送到车内的每个角落,只需几分钟就可以。消灭病菌比较彻底。美中不足的是,消毒后车厢里会留有一点臭氧味,但只要将车窗打开一会儿,臭氧会自动分解成无色无味气体挥发掉。如果开车族经常使用车辆,采用此方法消毒,一个月一次。

5. 光触媒消毒

光触媒是一种利用光的能量进行反应的,在一般状态下是绝缘体,经吸收能量后表面电子受激发而流动,从而变成导体。有不少品牌是采用半导体二氧化钛作为触媒,在空气中发生光催化氧化作用,产生活性物质,达到净化空气、抗菌防霉的目的。

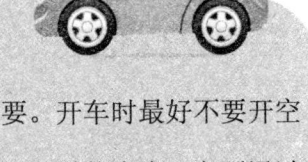

◎**温馨提示:开车时不必戴口罩**

有些人在自己的车里还戴着口罩,其实没有这个必要。开车时最好不要开空调,把车窗打开,保持车厢内空气流通。非典型肺炎是呼吸道传染病,主要通过近距离空气飞沫等方式传播,空气流通后,病原菌的浓度稀释了,感染的可能性就很小。

为了减少感染机会,生病期间尽量不要把汽车借给别人使用,尽量不要搭载家庭成员以外的人。如果汽车曾经借给他人使用,那么最好能对车门把手、方向盘、挡位拨杆等经常性接触容易发生交叉感染的部位进行消毒。药店、超市比较常见的消毒液以及医用酒精均可以有效地抑制病菌。车厢内消毒以喷洒、擦拭方式为主。

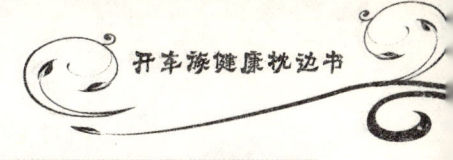

每次出车之后都要认真洗手,这是预防病毒传染的重要措施。要时常保持双手洁净,洗手时手心、手背、手腕、指尖、指甲缝都要清洗,肥皂或洗涤液要在手上来回搓 10～15 秒,整个搓揉时间不应少于 30 秒,最后用流动水冲洗干净。

噪声不可忍,巧妙去消除

随着社会的不断进步,汽车已经普遍进入千千万万个家庭,但紧跟着就是成了干扰许多城市居民的日常生活的噪音源之一。当然最为苦恼及深受其害的就是每天紧握方向盘的人——开车族。汽车作为人类智慧的结晶,演变至今,不管是技术还是造型都有一个质的飞跃。但作为一个需用能量进行运转的机械,噪音肯定是不能避免的。但谁敢说,明天咱不开汽车了,改用自行车?其实用不着如此,究其根源,我们还是有很多方法能解决这些问题,下面就让我们来共同探究汽车噪音的根源所在:汽车噪音按传播途径可分为结构噪声、空气噪声、共鸣噪声三大块,根据噪声源的产生可分为风噪、路噪、引擎噪声、外环境噪声等。究其产生原理,这些噪声都是可以通过一定手段来治理的。

首先谈谈汽车结构噪声的治理。它是指噪音源发出的噪声通过与车体(金属)发生共振传入车内的。例如通常讲的风噪、路噪、外环境噪音等可以通过与车门金属面板、底盘等车体构件发生共振并产生噪音传入室内,发动机运转时各零部件的摩擦、震动与车体产生共振也是产生噪音的主要原因之一。治理结构噪声,应用减振措施可以降低介质的共振频点,通过对车体金属板(如车门、地板、后备箱等部位)加装减振产品,使整个车体更加坚固,减低车体的共振频率,同时提高车体金属面板的声耗因素将振动能转化热能,有效阻隔外来噪声的浸透,从而达到降噪的目的。

解决空气噪声主要靠密封措施。我们都知道汽车在高速行驶时，空气与汽车之间将产生很大的运动摩擦，如果车体密封不严的话，高压气体很容易通过缝隙（安装管线的孔洞、锈蚀的空洞、车门的间隙等）穿透进来，产生空气噪音。很多车型的密封性能都不是很好，特别在使用一段时间后车体某些部位如车门、后备箱上的密封胶条老化，使空气噪声尤其明显。应用汽车密封条即可解决上述问题。密封条主要应用"胶打胶"原理缓解因车身振动造成车门密封边与门框金属边的位移间隙问题，填补缝隙，将车门、后箱盖与车体紧密结合，大大增强汽车的气密性，有效地减少空气噪音进入汽车室内，并有阻隔灰尘、热量的功效。

消除汽车室内共鸣声主要靠吸音措施。共鸣噪声是通过室内噪音作用与汽车壁板引起反射而形成的。共鸣噪声主要运用吸音产品进行治理，合格的吸音产品里有开口和闭口的吸音腔，可有效吸收和消耗声能，将声波转化成热能。通过应用吸音材料对汽车室内的混响共鸣噪声进行有效地吸收，消除共鸣噪声，从而有效降噪。

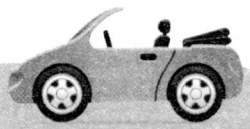

◎温馨提示：**音乐太响司机易疲劳**

许多开车出游者很喜欢在开车的途中听广播或音乐，认为这样有助于提高大脑的兴奋程度，减轻疲劳，使单调的旅程充满情趣。在驾驶中如何收听广播、欣赏音乐，才能真正缓解疲劳，保证安全驾驶，也是很有讲究的。

开车时最好不要听节奏过于强劲的摇滚乐，也不要听具有催眠效果的小夜曲。还有，音量不宜过大，否则美妙的音乐就会成为噪音，既损伤了听力，又分散了注意力，还会导致开车族听觉器官疲劳乃至受损，直接影响到开车族对路况能否做出正确判断。如果为了对抗疲劳，而将音响开得很大，其副作用会更加明显。

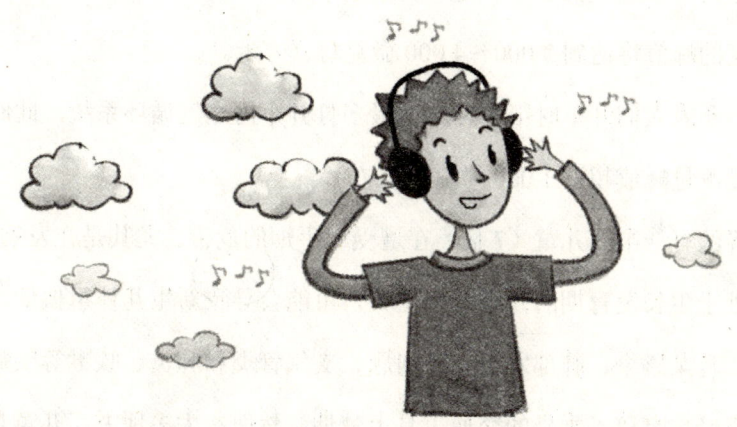

车内二手烟，危害大惊人

不管是一手烟还是二手烟都会严重危害我们的日常生活，在世界各地，餐馆、商场等公共场所里"禁止吸烟"的明文标示让许多无辜者远离了可恶的二手烟。但令人担忧的是，在车里抽烟却极少受到有形或无形的约束。那么，车内二手烟的危害到底有多大呢？

国际抗癌联盟举办了"我爱无烟童年"的活动，旨在保护儿童免受二手烟的危害，其中特别指出，车内乘员吸烟时的空气质量还不如一个烟雾缭绕的酒吧。

国际抗癌联盟一份长达四十页的报告中提到："在酒吧不断吸烟能把烟颗粒浓度提高到 30～60 微克每立方米；在卧室里，吸一根烟产生的颗粒物质浓度达到 300 微克每立方米。而车内二手烟颗粒的浓度达到 400～3 000 微克每立方米，浓度是酒吧的 50 倍，是卧室的 10 倍。"

很多人会说，我开车的时候，窗户是开着的，烟都被吹走了。事实并非如此，美国环保总署调查显示，当乘客靠着完全开着的窗户吸烟，在车速为每小时 32

千米时，车内二手烟颗粒浓度仍是不健康水平的两倍以上。如果车窗关闭，二手烟颗粒浓度的峰值将达到3 000～4 000微克每立方米。

而且，冬天人们开车时很少开窗，最多打开车内空气循环系统，此时车内二手烟的浓度测量峰值超过1 000微克每立方米。

全世界约有一半的儿童（7亿）在遭受二手烟的危害。尤其是在发展中国家，二手烟对处于生长发育期的儿童危害更大，可能会导致新生儿体重偏低、婴儿猝死综合征、耳朵感染、肺部发育存在问题、支气管炎和肺炎、咳嗽等疾病。美国有些地区已经在有孩子乘坐的交通工具上禁烟。然而在大多地方，儿童是否被迫吸二手烟只能靠成人的自觉。

专家进一步指出，无论你的孩子是否在车上，都不要在车内吸烟，因为烟中含有的有害气体比如甲醛、苯等会附着在车内，危害会持续存在。

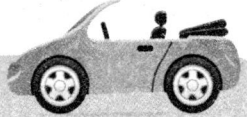

◎**温馨提示：汽车废气使精子质量下降**

一项新的研究认为，长时间接触汽车废气会使精子质量下降，从而影响男性的生育能力。

男性每天生活在汽车废气环境中6小时，他们体内的雄性激素水平不会发生改变，但精子的活动能力却会下降，从而影响受精能力。约1/3的不孕症是由于男方精子数量和质量异常造成的。男性精子数若少于2 000万/毫升，则生育力极差。精子活力减弱，形态异常也会影响男性的生育能力。

在这项研究中，高速公路收费站的工作人员都接受过全面体检，83%的男性已婚，其中已婚的71人中有7人婚后没有生育后代。

研究人员说，这部分男性长期在高浓度的一氧化氮、一氧化硫、一氧化碳和铅等汽车废气环境中工作，一氧化氮和铅最容易破坏精子质量。研究人员呼吁对这一课题应作更深入的研究，同时，健康工作者也应重视环境污染对人体健康的负面影响。

车内瓶装水，用时变"毒水"

天气越来越热，很多人喜欢在车的后备箱里放上一箱水以备不时之需。也有的人喜欢"废物利用"，将自己使用过的饮料瓶、矿泉水瓶保留着，出门时灌上白开水重复使用。专家指出，这些做法都有害健康。

放在车内的矿泉水瓶经过阳光暴晒或长时间存放在闷热高温的环境里，容易发生材质老化，并释放有毒物质，长期饮用这样的水，会引起慢性中毒。所以开车族最好别在车里存放太多矿泉水，可以少放两瓶，并保证在短时间内喝完。

德国研究人员发现，被广泛使用的塑料瓶装矿泉水其实很不安全，因为塑料瓶中含有的雌激素化学品会渗透到瓶里的水中，饮用后会给人体带来危害。而中国塑协塑料再生利用专业委员会的专家指出，合格的饮料瓶、矿泉水瓶都要求用食品级的塑料做成，即PET瓶。而PET里含有微量的催化剂，一些人喜欢将热水灌到塑料瓶里，却不知道高温会使塑料瓶里的有害物质溶出来，进入水里。同时，酸性液体也容易将塑料里的有害物质溶出，如果消费者所灌装的饮料或茶酸碱度不稳定，也可能将有害物质带出来。

食品级的PET瓶不能耐高温，需在低温使用，一般在70℃以下使用才是安全的。此外，这些塑料瓶都是一次性使用的，国家规定企业不能重复灌装使用。

反复使用矿泉水瓶或饮料瓶，卫生指标也很难达到。生产企业在生产灌装时

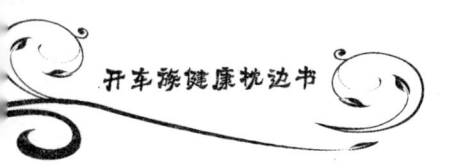

需对该瓶子进行严格消毒、清洗、灭菌等。但消费者反复使用塑料饮料瓶时，却没有经过这些卫生程序，细菌很有可能在瓶子里反复繁殖，这样就会导致人体摄入过多细菌。

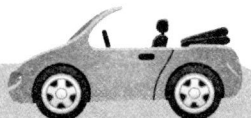

◎ **温馨提示：夏天车内最好不要放的东西**

（1）打火机：很多喜欢抽烟的开车族，习惯将打火机放在仪表台上。由于一次性打火机中有液态丁烷，长时间暴晒后内部压力会随之增加，再加上摩擦、挤压、碰撞，很容易爆炸。

（2）汽车香水：香水挥发后会产生一种易燃气体，其爆炸临界点为49℃。据监测，夏天只需阳光照射15分钟，密闭停放的汽车温度就会达到65℃，这很容易引起香水爆炸。

（3）老花镜：很多上了岁数的开车族或乘客，习惯在车上放一副老花镜，以便堵车时看报纸打发时间。但如果车辆正好停在阳光暴晒的地方，就十分危险了。因为花镜属于凸透镜，容易将光线聚在一起，时间一长，易引起火灾。

（4）碳酸饮料：含有二氧化碳气体的碳酸饮料，高温下很容易膨胀而引起爆裂。因此，开车族应选择一些纸质包装或不含气体的果汁饮料，而像可乐这样的碳酸饮料最好随买随喝。

（5）手机、数码相机：如果阳光强烈，手机会因温度过高出现机械问题，严重的甚至导致爆炸。数码相机这种高精密仪器也不要放在温度过高的环境中，虽然对汽车不会造成太大损害，但对自身的伤害却不小。

此外，电池、药品、食品也不要放在车内，电池在高温下也可能引起爆炸，而药品和食品会因高温加快变质的速度。

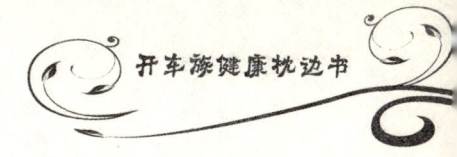

静电危害大，避电有妙招

汽车静电反应的产生主要有两点，一是人体在接触汽车之前本身就带电了，同汽车接触自然就要放电，而且根据人体质的不同，带电量也不一样，有的人体质特殊，易储存摩擦产生的静电，跟任何物品接触都要放电。另一方面，空气中的尘埃与车身金属表面相互摩擦产生了电，人一碰车，就会产生放电现象。

虽然人体和汽车所带的电量有限，其电压不足以给车和人造成不可估量的后果，但即使是很微小的电流，也会让人觉得不舒服，严重的时候，静电会引起头痛、失眠和烦躁不安等症状，甚至能引起各种心血管疾病，如心律失常、心动过速、早搏、房颤等。

人和车无时无刻不生活在摩擦的环境中，因此消除静电也需要开车族长点"小心眼"。专家提醒开车族，为了防止静电，不仅自己平常的生活习惯要做出一些小改变，也可给汽车安装一些小装备，而一些看似无心的小技巧，也可以让你避免静电。

1. 多喝水

多喝水是从自身内部防止静电产生的较好方式，多饮水可以增加皮肤的表层湿度，静电在潮湿的状态下是不会自行产生的。这里的"喝水"不仅指平常的饮用水，还包括给皮肤"喝"水，秋冬季常搽搽润手霜不仅可以保持肌肤滋润，还能防静电，一举两得。

2. 少用化纤用品

车内外要减少化纤用品的使用，化纤服装很容易带有静电，特别是在干燥的秋冬季节，更容易带上静电。此外，车内也要尽量少使用化纤类的座套和脚垫，防止下车开车门时遭遇静电"袭击"，远离化纤制品可以减少很多被电击的机会。

3. 多打车蜡

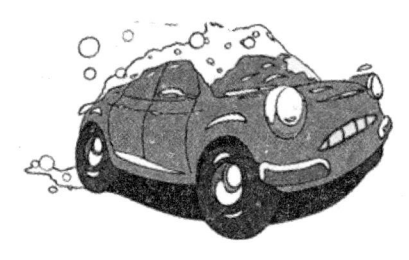

多给爱车打蜡，也是防静电的有效方法之一，打蜡时可以选择防静电专用车蜡。有些开车族自己简单地给汽车打蜡，专家则建议大家打蜡要使用专门的蜡篦，才能将汽车表面的浮尘、油膜清洗干净。

4. 使用静电放电器

静电放电器的工作原理是通过其内部的金属导线将车内静电传导到放电器上，再通过空气或者地面传到大自然，达到消除车内静电的目的。静电放电器分两类：一种是对天的，一种是对地的。其中对天的空气静电放电器是粘贴在汽车尾部，形似天线的物体。而对地的褡裢式放电器形同测车雷达，固定于车尾，放电器末端接触地面，从而将静电导入地下。

◎**温馨提示：老车手的除静电秘籍**

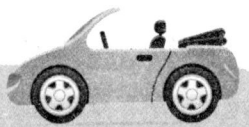

除了一些应该注意的事项和静电产品外，一些"老车手"也各自有自己的独门秘籍，在此特给广大开车族推荐几招既方便又实用的除静电的小技巧。

（1）开车前消除人体静电：出门开车前先洗个手，或者先把手放在墙上抹一下，可消除静电。条件有限的时候，也可以双手在车上拍一下，放完电后再开

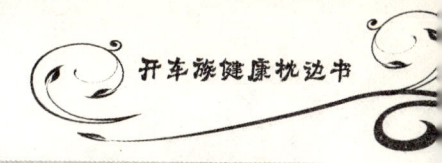

车门,相比于指尖接触汽车表面,双手直接附上去可扩大接触面积,减弱放电时带来的不适感。

(2)仪表台铺湿毛巾:开车族们平时可在汽车仪表台上放一块湿毛巾,或者定期用喷雾器在车内喷洒水,这样能达到增加车内湿度,减少车内静电的效果。

(3)少开内循环空调:秋冬季节,经常开内循环空调,会使本身已很干燥的车内更加存不住一点水分,导致静电的发生。所以,建议开车族们半开着窗,身上有些微汗也不要紧,适当促进汗腺的分泌对皮肤反而比较好。

(4)用钥匙除静电:开车族在开车门之前,可先手拿钥匙接触汽车金属部分放电,这种方法既简易又方便。但要提醒开车族的是,千万不要用车钥匙,因为车钥匙内部带有防盗芯片,利用车钥匙放电一段时间后车钥匙会失去防盗功效,开车族可以使用随身携带的其他钥匙来放电。

爱车装饰点缀有讲究

私家车既然是都市人移动的家,许多"开车族"非常愿意用小家的标准来装饰这另一个可以任自己支配的私人空间。特别是一些女性开车族,通常喜欢在车内挂上卡通玩偶、叮叮当当的挂件。这些东西看起来很可爱,引发的问题却不少。不当的装饰不仅会给自己行车带来麻烦,甚至给他人造成危险。

1. 前后风窗不宜过度装饰

因为小饰物在汽车晃动时会摆来摆去,给开车族视觉上造成干扰,增加发生事故的概率。而摆放在后面的小饰物,容易遮挡开车族的视线,尤其是倒车时,根本看不清后方情况。这样不仅撞坏车子,还有可能伤害行人。更有甚者,一些

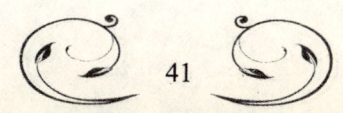

粘贴在车内的装饰物，在车辆转弯或经过减速带时因粘贴不牢发生滑落，这可能会影响开车人的注意力，有的开车族如果边开车边捡装饰物，则会给行车安全带来更大危险。

2. 车内的装饰要注意位置和色彩

汽车里的很多装饰由于安放位置或者色彩不适合很容易导致意外事故。在此提醒开车族朋友，不要去碰车内装饰的"雷区"。调查发现，大多数男性开车族的车内装饰较为简洁，而一些女性开车族的驾驶室前后则挂满了各种装饰物。有的在轿车后窗的玻璃前放着大大的长毛绒玩具狗，有的将纸巾盒和枕头都放到后窗前，这些都给开车人的视线造成盲区，带来安全隐患。

3. 选择汽车坐垫注意防滑功能

一些女性开车族冬天会在座椅上铺一套毛绒座椅垫，但坐上去之后却发现，这个座椅垫总是往后缩，开一会儿车就觉得座椅垫缩了起来，让人感到很不舒服，也需要经常整理，开车时很容易分心，也容易出事故。此外，一些毛绒垫子容易在座椅上打滑，如果没有固定好，在急转弯时，开车族很容易发生位移，从而造成车辆失控。还有一些开车族喜欢在冬天使用毛绒方向盘套，但一些劣质毛绒套弹性差，不能牢牢固定在方向盘上，也很容易打滑。

4. 谨慎选择汽车香水

如今，汽车香水管理仍处于真空地带，因此市场上的各类产品质量参差不齐，价格各异。因此开车族要谨慎选择汽车香水，购买使用的时候注意看清有无正规的商品标志，如厂商、厂址等。专家也建议新买的轿车如果车内味道较重，多开窗通风就行了，不必专门用香水遮盖。

5. 身上饰品应力求简洁

身上饰品虽然不属于汽车的装饰，但毕竟也对开车族的安全健康有所影响，因此还是有必要在这里强调一下。女士们喜欢佩戴的胸部挂饰和手链之类的小配饰，在开车时应该谨慎，避免带来潜在危险。当遇到突发情况紧急制动时，人的身体会在惯性作用下猛地往前冲，安全带对人体会产生巨大压力，如果胸口有尖锐挂件，很可能造成胸骨骨折等严重伤害。

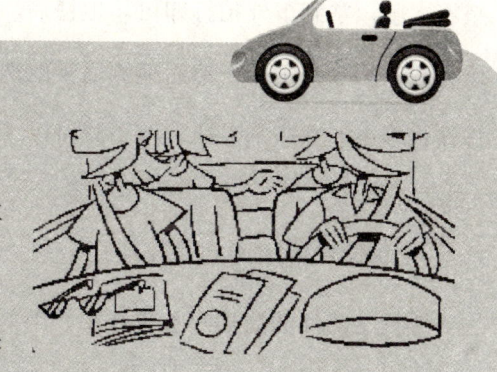

◎温馨提示：车外装饰不要过重

车辆外观装饰要适度，切忌过重。有的人很少考虑车辆的承受力，而在车外安装许多装饰物，如多功能行李架、高位刹车灯、流线型尾翼、钢制弹力保险杠等。其实这样做并不科学，物件过多不但会使车体局部发生变形，影响车的使用寿命，还会加大行车阻力，影响车速，妨碍行车安全。当车速提高后，遇紧急情况急刹车，会因车的载重过大而难以控制。

自己动手清洁车内饰品

光布置好了小车是不够的，还要学会好好养护这些设施。因为脏兮兮的车内饰品不仅会影响视觉效果，还会给车内人员的健康造成危害。通常一些小饰物只

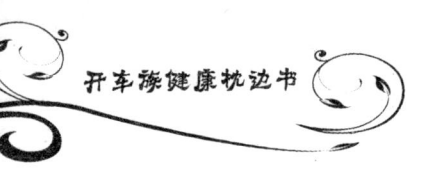

要拆下清洗就行了，可是大件的物品总是觉得自己清洁很麻烦，所以很多开车族愿意去汽车美容店付费清洗。可是去汽车美容店毕竟消费高，对于工薪阶层来说，如果掌握一些清洗的诀窍，不仅可以省去大笔消费，还可以趁此机会锻炼身体，舒展成天蜷在车内酸疼的身体。

1. 清洁地毯

汽车驾驶室内最容易脏的就是地毯。汽车本身自带的地毯基本是与车体压装在一起的，不容易拆下来清洁，因此最好在汽车内底板放置活动的脚垫。如果脚垫不太脏，拿到车外拍打即可。地毯后，就只能用洗涤剂清洗了。在洗涤前，先进行表面的除尘工作；然后喷洒适量的洗涤剂，用刷子刷洗干净；最后用干净的抹布将多余的洗涤剂吸净、擦干就可以了。

2. 清洁座椅

座椅上污渍的清洁：首先使用长毛的刷子和强吸力吸尘器把污物吸出来；然后用毛刷子清洗较脏的局部，如较大的污渍等；最后用干净的抹布蘸少量的中性洗液，在半干半湿的情况下全面擦拭座椅表面。

3. 清洁转向盘

汽车转向盘的材质大致分为 3 种：氨基甲酸乙酯、皮革及木质，其中大部分是氨基甲酸乙酯，比较容易去除脏污，但高级车采用皮革的很多，去掉脏污比较困难，如果不及时清洁干净，就会慢慢变得难以清洁，以致皮革变色。木质转向盘表面进行了树脂处理，脏污很容易脱落，木材变旧后，树脂也会产生裂痕。因此，转向盘表面的清洁和养护很重要。转向盘弄脏需要清洁时，只要用水擦拭就

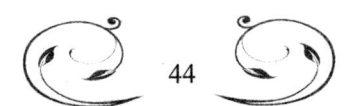

可以了。如果再加一点中性清洁剂，就更加容易去污，但要注意及时将表面的水分擦拭干净。

4. 清洁变速杆手柄

大部分变速杆操纵手柄用树脂制作，只要用干净毛巾或喷上中性清洁剂后擦拭，即可去除脏污。驻车手制动器手柄底部容易堆积灰尘，平时需注意及时擦拭。

5. 清洗中央控制台

驾乘人员的手经常接触中央控制台，手上的油污就会沾染到中央控制台上，所以一定要用中性清洁剂及时清洗干净。清洗中央控制台需要的工具有干净的抹布、中性清洁剂和水，切忌用温热水浸泡后的抹布擦拭。要注意的是：选择清洗剂种类时，最好斟酌清楚，劣质洗剂会使塑料褪色，若使用不当，有可能导致中央控制台的颜色脱落。如果采用防静电型塑料专用清洁剂，效果会好一些。清洁时还要准备一些棉签。因为中央控制台的形状五花八门，常常会有一些细缝，用手无法直接清洗干净，必须使用棉签蘸清洗剂才能清洗干净，若清洗后再使用小型空气喷枪吹洗，效果会更佳。另外，清洁仪表板时，一定要用柔软的抹布蘸取专用清洁剂擦拭，这样可以避免仪表板表面出现划痕。其他不太引人注意的部位也需要注意清洁，如门拉手凹槽，只要用硬海绵蘸上多功能清洁剂擦拭即可。

6. 清洁安全带

安全带过脏，使用时会污染开车族的衣物甚至影响其功能的发挥。清洗时不必拆下安全带，应先用淡肥皂水擦洗，然后用清水洗净。洗净后不要立即卷起安全带，而应在阴凉处晾干后再放回原位。清洁时要注意不要使用强洗涤剂、漂白粉和化学清洗剂,也不允许将安全带放在阳光下暴晒。

7. 清洁行李箱

首先用吸尘器吸去表面浮物,然后用地毯清洗剂清洁底部垫板,待其晾干、晾透即可。需要注意的是:应将放行李和杂物的行李箱内部表面清洗干净后,再将物品放回。

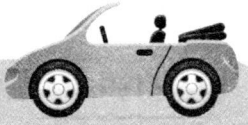

◎ **温馨提示:巧用生活用品保养你的爱车**

生活离不开汽车,汽车服务于生活。我们日常的一些生活小用品在汽车上,特别是汽车维修上有妙用。下面我们就来看看这些看似不起眼的生活用品在汽车上的妙用吧。

(1)厨用洗洁精(剂):无毒无腐,用来代替汽油、煤油清洗汽车上的零部件,特别对橡胶品小配件,洗后不变形、不发胀。洗手、洗工作服更是一绝,轻轻摆动,干干净净。

(2)牙膏:因为牙膏中含有研磨材料,如汽车气门与气门座之间,柴油车的"三大精密偶件"需要研磨时,牙膏是极好的研磨料。如汽车仪表灯镜上有轻微划痕,用牙膏擦拭,效果极佳。

(3)活络油:属医用治跌打损伤的擦剂,用于清除汽车上的沥青污垢,方便有效不留痕迹。

(4)饮用太空水、纯净水:时下,市场上出售的太空水、纯净水饮料,根据测试,符合电池用水,所以可用来补充蓄电池,以防液面高度过低造成硫化。

(5)洗衣粉:洗衣粉加锯末,清洁较脏的底盘油垢和修车后的双手,令你轻松去油。

（6）易拉罐：如健力宝等铝制品易拉罐，做汽车上的垫片或简单改制即成加机油加水的漏斗，是不用花钱的好材料。

车内除味好方法

每年的五六月份通常是汽车的销售旺季，而消费者买车后面对的第一个难题就是清除车内异味。据了解，车内异味的主要成分是甲醛、苯、氨等有毒气体，它们来源于车身油漆、中控台塑料或皮革材质、黏合剂以及化纤装饰板等，气温越高气体越浓，长期吸入这些气体，严重危害驾乘人员的身体健康，特别是孕妇和孩子。针对这种情况，有关专家给你支几个巧招，效果明显且成本低廉，你不妨一试。

1. 水果去除法

水果是天然的空气清新剂，比如柠檬、菠萝、橘子，它们的气味大，易于吸收车内有毒气体、清洁空气，把水果切开或切片放置效果更好、更快。但要提醒你的是，用水果去除异味要勤于更换，还要避免儿童误食。

2. 活性炭去除法

活性炭有很强的吸附性，能吸收空气中的有毒气体。你也可以用木炭代替，其净化效果也很好，且价格低廉。用透气性好的纱布包好放置于后备箱，最好多准备几包，轮流交替使用，直到车内的异味没有为止。

3. 食醋去除法

新车的异味往往是车内空气有污染的信号，可能正在释放甲醛和苯这些有害物质。在你不用车的时候，打一小桶清水，再加一些醋，放在车里，多试几次，异味就逐渐消失了。原因就是：水可以吸附甲醛，醋可以起到稳定甲醛的作用。醋比甲醛更容易挥发，忍受食醋的味道总比忍受甲醛的味道要好得多。

4. 通风散热法

当车窗紧闭时，狭小的空间使得异味变重，开窗透气使空气流通，动作简单且效果明显。当汽车在冬天开空调或者是夏天被日晒后，车内难闻气味都变得更加明显。因为甲醛和苯在温度高于30℃的时候释放量会随之增大，所以散热确实是个可行的方法。

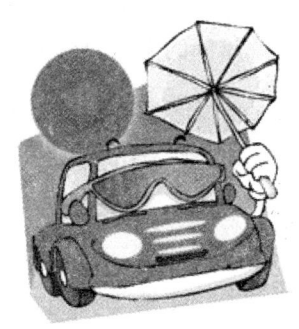

5. 香水座少用酸性

在这需要特别提醒的是：为了去除新车内的异味，大多数开车族会选择安装香水座，实际上香水在一定程度上只能起到掩盖异味的作用，只有根除有毒气体，香水才能发挥作用。在这里也要提醒开车族朋友，选择香水也有讲究，中性、清淡的香水使用效果更好，而呈酸性或味浓烈的香水，不但起不到净化空气的作用，还易产生霉变，适得其反，消费者选购时应该注意。

6. 减少异味的产生源

根本去除异味的最好也是最实用的方法，就是尽量减少异味的产生源。比如发霉的脚垫、座椅、衣物、烟灰缸里的烟灰、烟头等。这些杂物的味道混杂在车厢和蒸发器内,尤其是夏天,味道会变得更怪、更难忍受。所以要坚持清理车厢和后备箱,尽量不要把鞋、衣服、脏抹布等长期放在车内。杂物箱、烟灰缸等要经常清洁,在车厢内吸烟时要关闭空调打开车窗。盛夏如果将汽车停在太阳底下,车厢内的温度将高达60℃左右,所以食物、水果要及时带走。

◎温馨提示:如何预防空调异味

夏日来临,开车的朋友都希望在爱车里得到一丝凉意,但很多车一开空调便出现异味,在这里,专业人士给您介绍预防空调异味的小窍门。

汽车的空调里吹出霉味,主要原因是空调管道内因制冷产生的冷凝水或阴天空气湿度大而形成一个阴暗潮湿的环境,非常适合霉菌的繁衍。避免空调异味,就要从防止空调系统受潮发霉入手。

要想预防产生冷凝水,可以在到达目的地的前几分钟关掉冷气,稍后开启自然风,在停车前使空调管道内的温度回升,减少与外界的温差,保持空调系统的相对干燥。

对于环境空气湿度大,无法人为阻止,开车族可选择在天晴后及时用自然风吹干,避免发霉。另外经常开窗通风,或在环境空气比较好的路线使用外循环,也是保持车内空气清新的有效方式。

车内空调"悠着"点开

炎热的夏季,车内空调成为开车族们最亲密的助手。但是不少开车族反映,在使用空调的过程中,出现了许多异常现象:空调开启较长时间,效果仍不明显;

门窗紧闭,车内异味很重,等等。另外,一些开车族喜欢把空调温度调得很低,结果导致车内、车外温差较大,给他们的身体健康带来了一定的影响。可见,看似简单的车内空调却有着复杂的规矩。那么,在炎热的夏季究竟如何使用车内空调好呢?对此,相关专家为广大开车族提供了一些很好的建议。

1. 长期闲置应杀菌除臭

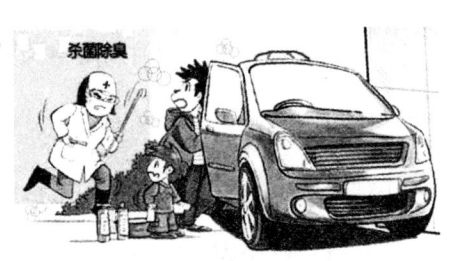

夏季来临前,由于空调长时间处于闲置状态,为了使其保持最佳工作状态,使用前,做一个全面的系统检查,是非常必要的,特别是杀菌除臭养护,可以清除车内的异味。在空调清洁过程中,建议开车族使用具有杀菌功能的空调专用清洁剂。同时,开车族在清理出风口的灰尘时,尽量不要用水洗,要保证车内的干燥环境,因为车内长期处于潮湿状态,会引发病菌的繁殖。

2. 开空调前应先排热气

当汽车在太阳下停放一段时间后,刚进入车内一定会感觉到一阵热风,许多有车族这时候一定开空调以吹走热气,其实,这个时候是不能开空调的。之所以汽车启动后不立刻开空调,是因为在启动车之后立刻关闭车窗,打开空调,是起不到一个空气循环的作用的。正确的做法,是先把所有车窗都打开,启动外循环,把热气排出去,等车厢内温度下降后再开启空调。

3. 车内温度以27℃为宜

在使用空调时,一些开车族为了凉快,认为温度越低越好,把温度开得很低,这种做法是不科学的。因为温度过低，会导致人体的内分泌系统失调，容易得关节炎、肩周炎、感冒等疾病。一般来说，温度在20℃以下时，会引发多种不适症，如下肢酸痛、全身乏力发冷、头痛、咽喉痛、腹痛、腰酸、四肢神经痛，严重者甚至还会发生嘴眼歪斜等症状。所以，正常情况下，车厢内温度以与外界温度相差5~6℃为宜，所以开车族调整温度时最好对照一下室外气温，一般保持在27℃较好。

4. 先关空调再熄火停车

在使用汽车空调的过程中，存在一个很大的误区，一般开车族在到达目的地后，总是先熄火，再关闭空调。专家提醒，这样做会导致因潮湿造成霉菌在空调内的大量繁殖，特别是在下次发动爱车时，会带着空调启动的压力点火，带来的高负荷会给发动机造成损伤。专家建议，在停车前的几分钟，要先关闭空调的冷气，稍后开启自然风。因为，停车前使空调管道内的温度回升，会消除与外界的温差，这样可以保持空调系统的相对干燥，也避免霉菌的繁殖。

5. 空调高低挡交替开

在车内开空调，一般开车族都不会开到最大挡，以为那样做会费油，而且风扇的噪音太大，让人心烦。这种想法没有错，可是如果你总是不开到最大挡，也会生病的。空调在使用的时候，会吸进很多灰尘，形成污垢，时间一长，发生霉变，再通过空调散发至车内，在车上很容易吸入体内，这还不生病吗？因此，每隔一段时间，将空调开到最大挡，吹上半小时可以有效杜绝灰尘积聚。

6. 内、外循环合理切换

开车族都知道，空调有一个"循环"按钮，按下这个按钮，车厢内的空气只

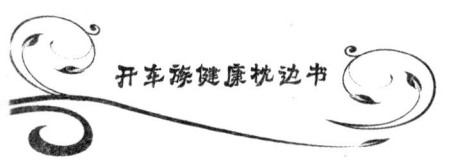

作内部循环,当门窗全部关闭时空调制冷效率会全部"吸收",可以节省能源。这样做似乎无可厚非,但是却有一个弊端,时间长了,车厢内空气会变得越来越混浊,甚至会有缺氧的感觉。怎么办呢?内循环系统可以开启,但不能长时间用,空调刚开的时候,最好先用外循环,温度降低后,再切换至内循环,然后每隔一段时间切换一下内、外循环。特别是停车的时候最好切换到"外循环"功能。

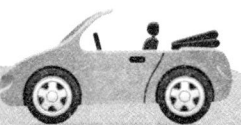

◎温馨提示:停车休息时切勿开空调

在炎热的夏季,如果停车等人或是在路边休息时,如果把汽车变为一个密闭的小空间,并且打开空调,这样可以让有车族们在大太阳下依然拥有一个属于自己的凉爽的小空间。在这样凉爽的环境下,如果在车内睡个午觉稍作休息,岂不是更好?其实,这样的做法不但对身体不好,还是一种十分危险的做法。据了解,汽车的发动机在工作时,如果汽缸中的汽油燃烧不完全,就会产生高浓度的一氧化碳。汽车在行驶时,由于空气通过空调设备产生对流,所以车内一氧化碳的浓度很低。但一旦车子停驶而空调继续开放,车门窗又密闭时,车内空气不能对流,发动机排出的一氧化碳如果漏进车内,就会逐渐积聚而使其浓度升高,从而发生中毒,甚至死亡。

活用汽车天窗助健康

传统观念中,汽车天窗被认为是奢侈品,仅仅用于一些高档车。但近些年,越来越多的汽车厂家为了迎合消费者的需要,纷纷推出了一些天窗版的车型。而一些开车族为了追求时尚,更是在原车不带天窗的情况下,新加装了手动或电动

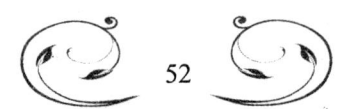

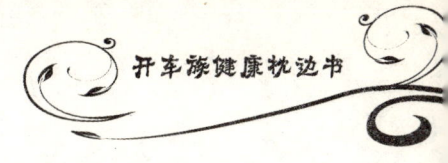

天窗。

汽车天窗,给驾乘者带来了不一样的感受。但和汽车一样,天窗也需要正确的使用和合理的保养,才能发挥其作用,并延长其使用寿命。汽车天窗,究竟有什么用处?在使用过程中,有哪些注意事项?汽车天窗应该如何保养?对此,行业内相关专家介绍,除了豪华时尚外,汽车天窗还有很多益处,特别是在堵车、高速行驶时,开启天窗,会产生不一样的效果。

1. 早晨开天窗释放有害气体

每天早晨,许多开车族总会匆匆忙忙地开车上班,专家建议这时需打开天窗。有关专家介绍,车内空气污染,严重影响驾乘者的健康,特别是汽车在经历了一段时间的密闭后,车厢内充斥着装饰用品中的苯、甲醛等有害物质的气体。所以,过夜后上车的第一件事,就是打开汽车天窗,利用它优越的负压换气原理,过滤车内空气,以保护驾乘者的身体健康。

2. 堵车开天窗防止尾气进入车内

专家建议,在堵车时,应打开汽车天窗。因为在堵车时,所有车辆都处于停滞状态,汽车尾气将不可避免地散布在空气中。这时打开汽车天窗,并关闭侧窗,会排出车内的废气,并通过汽车空调过滤,完成新鲜空气的交换。

3. 暴晒后开天窗均衡车内温度

在炎热的夏季,汽车经过太阳的暴晒,车内温度变得非常高,这时,开车族应及时打开汽车天窗。实验证明,要想达到车内温度的均衡,最理想的方式就是打开空调和汽车天窗,由此带来的理想氧气供给,将保证驾乘者的舒适与安全。

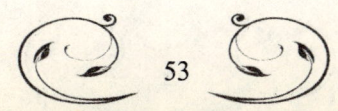

4. 高速开天窗可降低风噪

在高速行驶时，开车族常会被侧窗打开时产生的噪音和吹脸的侧风所困扰。如果这时打开天窗，关闭侧窗，可有效地防止此类情况的发生。特别是车速达到每小时 100 千米时，打开侧窗通风而引起的噪音可高达 110 分贝，而如果打开汽车天窗噪音却仅仅为 69 分贝；其次，气流在天窗顶部快速流动，从而形成车内的负压，将污浊空气抽出，这种原理的应用解决了侧风扑面的问题。由此看来，高速时打开汽车天窗，进行通风显得尤为重要。

◎温馨提示：堵车开窗可能会变成"慢性自杀"

堵车时，一些人喜欢摇下车窗望望风景、透透气，殊不知这样对健康很不利。

医学专家说，堵车严重的地方是"重污染地带"。这些位置空间狭窄，汽车一般不熄火，因此近地面空气中充斥着汽车尾气。尾气中含有大量的苯、甲苯、二甲苯等有害物质。

绿灯亮时，众多引擎开始启动，会释放出更多有毒气体。吸入这些有刺激性的汽车尾气，会使支气管哮喘病患者发作次数增多，对过敏源敏感度上调，也会引发慢性支气管患者的急性发作。

专家说，碰上堵车时，许多人因为烦躁不安才开窗透气。这个时候进行适当的心理调节十分必要。比如听听舒缓的音乐，和朋友聊聊天，就能适当缓解紧张、烦躁的情绪。在拥堵车辆不是很多时，可以打开两个车窗对流换气。

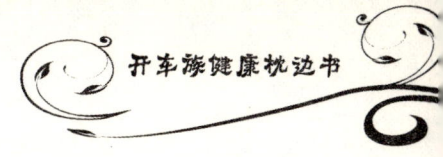

附录:"通缉"车内五大污染物

曾经有人打过这样一个比方,新车就像自己新装修的房子一样,刚装修好得放好长一段时间才能搬进去。由于汽车空间窄小,车内空气量有限,加上新车时的密封性是最好的,因此车内的有害气体超标比室内有害气体超标对人体的危害程度大得多。以下是五种主要的车内污染物。

1. 甲醛

(1)外貌:是一种无色、有强烈刺激性气味的气体。易溶于水、醇和醚。甲醛在常温下是气态,通常以水溶液形式出现。脲醛树脂在制胶过程中不可避免地残留一部分游离甲醛向外散发。

(2)罪行:人体吸入高浓度甲醛后,会出现呼吸道的严重刺激和水肿、眼刺痛,也可发生支气管哮喘。经常吸入少量甲醛,还能引起慢性中毒,出现黏膜充血、皮肤刺激症、过敏性皮炎等。全身症状有头痛、乏力、心悸、失眠、体重减轻以及植物神经紊乱等。

(3)藏身处:用甲醛做防腐剂的涂料、化纤地毯多用于车内装饰。

2. 苯

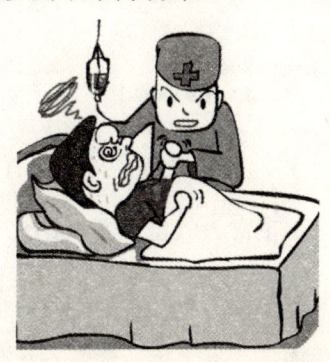

(1)外貌:无色透明,易燃液体。86%的苯用于制造苯乙烯、苯酚、环乙烷和其他有机物。

(2)罪行:苯属于致癌物质,经常接触苯,皮肤可因脱脂而变干燥、脱屑,有的会出现过敏性湿疹。

长期吸入苯能导致再生障碍性贫血。轻度中毒可有头晕、头痛、恶心、呕吐、步态不稳。重症者可有昏迷、抽搐、呼吸及循环衰竭。短期内吸入较高浓度的苯后可出现头晕、头痛、乏力、失眠等症状，经1～2个月后可发生再生障碍性贫血。

（3）藏身处：主要用于制造洗涤剂、杀虫剂和油漆清除剂。苯可作为汽油的一种成分，含量<2%。

3. 甲苯/二甲苯

（1）外貌：甲苯，无色有折射力的、易挥发的液体，气味似苯。用于制苯、甲酚、苯甲酸、苯甲醛、混合二硝基甲苯、邻甲苯、磺酰胺等。二甲苯为无色透明液体，具有芳香气味，易燃、有毒。用于化工及制药工业。

（2）罪行：可经呼吸道和消化道吸收，经皮肤吸收。吸入较高浓度蒸气后有头晕、头痛、恶心、呕吐、四肢无力、意识模糊、步态蹒跚，重症者有躁动、抽搐或昏迷；并伴有眼和上呼吸道刺激症状，可出现眼结膜和咽部充血。直接吸入液体后可出现肺炎、肺水肿、肺出血及麻醉症状。甲苯/二甲苯超标会导致障碍性贫血、生殖功能受影响，导致胎儿先天性缺陷。

（3）藏身处：上述中间体是合成纤维、药物、染料、农药、炸药等的原料。此外，可用做汽油添加剂和各种用途的溶剂。

4. TVOC

（1）外貌：挥发性有机物 TVOC 是由一种或多种碳原子组成、容易在室温和正常大气压下蒸发的化合物的总称，它们是存在于室内环境中的无色气体。TVOC 的组成极其复杂，其中除醛类外，常见的还有苯、甲苯、二甲苯、三氯乙烯、三氯甲烷、萘、二异氰酸酯类等。

（2）罪行：TVOC 能引起机体免疫水平失调，影响中枢神经系统功能，出现头晕、头痛、嗜睡、无力、胸闷等症状，还可能影响消化系统，出现食欲不振、恶心等，严重时甚至可损伤肝脏和造血系统，出现变态反应等。

（3）藏身处：主要来源于各种涂料、黏合剂及各种人造材料等。TVOC 可有臭味，表现出毒性、刺激性，而且有些化合物有基因毒性。

5. 一氧化碳

（1）外貌：纯品为无色、无臭、无刺激性的气体。

（2）罪行：长期接触低浓度一氧化碳会对人体健康造成两方面的影响。

①神经系统：头晕、头痛、耳鸣、乏力、睡眠障碍、记忆力减退等脑衰弱综合征的症状比较多见，神经行为学测试可发现异常。上述症状顽固者，往往有多次轻度急性一氧化碳中毒的历史。

②心血管系统：心电图可出现心律失常、ST 段下降、QT 间期延长，或右束支传导阻滞等异常。在职业接触者 COHb 饱和度达到 5%以上时，可以见到血清乳酸脱氢酶（LDH）、羟丁酸脱氢酶（HBD）、肌酸磷酸激酶（CPK）增高，这些酶活性的增高可能与心肌损害有关。近年对 63 名冠状动脉硬化患者研究发现，在接触一氧化碳使 COHb 水平由 0.6%升高至 2%及 3.9%后，其出现心肌梗死和心绞痛的时间提前，对运动的耐受力明显减低。这些调查资料，结合动物实验研究，提示在低浓度一氧化碳的长期作用下，心血管系统有可能受到不利影响。

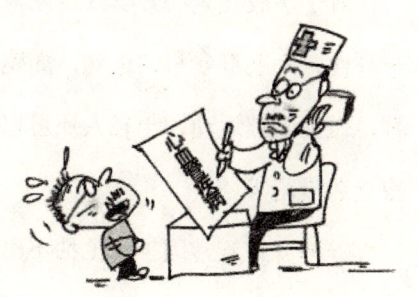

（3）藏身处：用于化学工业中合成氨、丙酮、光气、甲醇的生产。

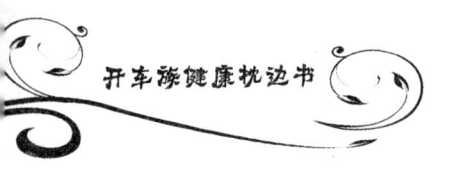

第三章　健身锻炼：动出最健康的你

开车族越来越多，长期驾驶、缺乏运动等因素引起的"驾驶病症"也越来越多，社会已开始关注这个巨大群体的健康。所以开车族如何进行健身锻炼，如何让开车的全过程成为健身的一个新时空已成为开车族颇为关心的问题。其实，开车族不必去健身房，随时随地都可进行有效的健身锻炼，他们可以以汽车为载体来建立时尚健康理念与生活方式的平台，做到安全开车、健康开车、快乐开车。

开车族抽空甩甩腿

研究表明，开车族的腿部力量通常比常人差，健康专家认为，这项调查应引起开车族的足够重视。人只有保持一定量和一定强度的活动，才能维持腿部的活力。一般人在45岁以后腿部的衰老会有明显表现，开车族可能会更早一点。

对于下肢衰老的开车族现象，专家建议，开车族必须多参加运动。最好选择全身性、大肌群参与的运动，如跑步、爬山、爬楼、跳绳等，或穿有一定重量的鞋，做上下坡运动。年轻人还可以通过器械来锻炼；年纪大的可以进行有氧操、快走和慢跑等。

一些开车族常因工作忙抽不出时间锻炼，可以采取一些简单易行的保健方法，如搓脚心。方法非常简单：将双手掌搓热，然后搓脚心，次数可自定，这样做具有滋肾、降虚火等功能，可防治眩晕、失眠等病症。

此外，专家还提出了一些徒手保健的方法：

1. 干洗腿

用双手先抱紧一侧大腿根，稍用力从大腿根向下按摩，一直到足踝。然后，再从足踝往回按摩到大腿根。用同样的方法再按摩另一条腿，重复数遍。此法可使关节灵活，增强步行能力，可预防下肢水肿和肌肉萎缩等。

2. 甩腿

一手扶树或扶墙，先向前甩动小腿，使脚尖向前向上翘起，然后向后甩动，将脚尖用力向后，脚面绷直，腿亦伸直。在甩腿时，上身正直，两腿交换各甩数十次。此法可预防半身不遂、软弱无力或下肢麻痛、小腿抽筋等。

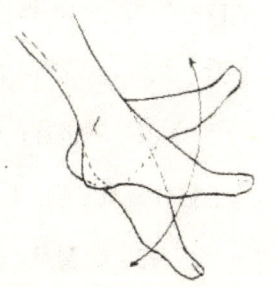

3. 揉腿肚

以两手掌夹紧一侧小腿肚，旋转揉动，每次揉动20次，然后换另一条腿揉动。此法能疏通血脉，加强腿力。

4. 扭膝

双足平行靠拢，屈膝微向下蹲，双手放在膝盖上，膝部前后左右呈圆圈转动。先向左转，再向右转，各转20次。

5. 扳足趾

端坐，两腿伸直，低头，身体向前弯，以两手扳足趾20～30次。能锻炼腰腿，

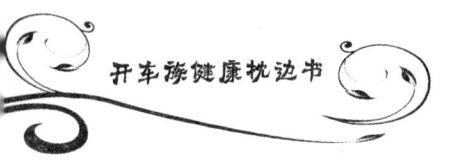

增强脚力，防止足部软弱乏力。

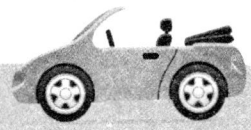

◎**温馨提示：遭遇堵车，不妨做个车内健身操**

如今，汽车家用普及率越来越高，堵车在所难免。车堵在路上，与其烦躁地抱怨，不如利用这个间隙练套"车内健身操"，缓解一下长期开车累积的颈椎病、腰椎间盘突出、腰肌劳损、膝关节损伤、肠胃不佳、精神紧张等一系列"驾驶病"。

（1）展肩背：右手放松伸至胸前，用左手握住右肘轻轻往左拉，持续5~10秒，换另一侧。也可背部挺直，将双臂抬起放在脑后，然后双手相互环抱住肘关节，低头，眼睛向下看，同时深呼吸5次，再恢复到原来的姿势。

（2）展腰背：稍往前坐，让身体从腰部尽量向后仰。还可以双臂向后伸，双手抓住座椅椅背，尽量向前挺胸，脸向上仰呈45度角，这样能加强腰背肌的力量。

（3）转腰身：身体坐直，肩膀下沉，右手搭在方向盘上，左手向后放在靠背上，用腰带动身体向左转，然后换方向重复这个动作。同时也可利用红灯的间隙活动颈椎，放松手臂，让身体短暂休息。

开车族恢复活力操

在办公桌前坐了一整天，在回家路上常常会遇到等红灯或交通事故的情况，一坐又要坐很久。这时候与其眼巴巴地干等，还不如把这段时间利用起来，做一套"恢复活力操"，让劳累的身体恢复活力，忘掉各种烦恼，高高兴兴出门，快快乐乐回家。这里我们就介绍一套简单实用的恢复活力操，大家不妨试试，一起用心做一个真正的"生活达人"。

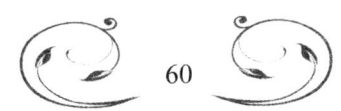

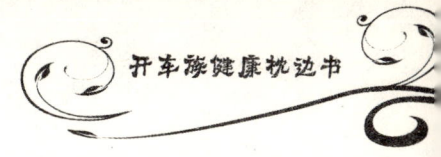

1. 颈椎旋转运动

（1）动作要领：头部向一侧用力侧屈，同时吸气，感到有些酸痛时，停止片刻；然后头用力向胸部低垂，深呼吸，停止片刻，以颈部感到有点发酸为度；接着头部再转向另一侧，做法跟刚才的相同。如此反复 5 次。

（2）运动功效：每个动作都要做到极致，这样才能达到放松颈部肌肉的效果。另外，这组动作同时也适用于在办公桌旁伏案工作的白领。

2. 展肩运动

（1）动作要领：挺胸，把双手抬至头上方，紧紧抱住右手肘关节；然后低头，以颈部感到有点发酸为度，深呼吸 5 次。

（2）运动功效：这个动作可以进一步放松颈椎，还可以扩张腰背，可以看成是"伸懒腰"的斯文版。

3. 转腰运动

（1）动作要领：身体挺直，双肩下沉，然后用腰带动身体向左转；同时右手放在方向盘上；左手向后放在座椅靠背上，保持 30 秒。接着转向右侧，做法和左侧相同。如此反复 5 次。

（2）运动功效：这个动作的目的是舒展腰部肌群，所以腰身转动最好能达到 90 度。

4. 脚步运动

（1）动作要领：一侧膝盖抬起，先向下绷直，保持 5 秒；然后向上紧翘，保

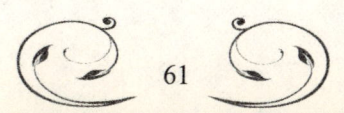

持5秒。然后换另一侧脚，做法一致。如此反复5次。

（2）运动功效：开车久了，下身容易麻痹，做这个运动可以帮助放松脚部，尤其是脚腕的肌肉，因此要领就是无论向下绷直还是向上紧翘，都一定要用力。

5. 压腕运动

（1）动作要领：双手放在方向盘上，掌心向下压5下，然后掌心向上撑着方向盘上部，用力向前压5下。如此反复5次。

（2）运动功效：这个动作可以同时放松手掌、手臂和肩膀，做起来也容易，可以经常采用。

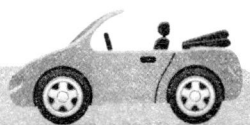

◎温馨提示：闲时多放松眼睛

开车族在开车时根本就没有时间让眼睛休息，时间长了，容易使眼睛疲劳，因此要保护"心灵之窗"，就要在平时多做做明目操。

自然站立，抬头望天约1分钟，再低头望地1分钟，然后合目静坐，将意念集中于双眼，舌抵上腭，自然呼吸。

（1）按揉睛明穴：食指尖点按睛明穴（目内眦角稍上方凹陷处），按时吸气，松时呼气，共36次，然后轻揉36次，每次停留2～3秒。

（2）揉按四白穴（眼眶下缘正中直下一横指处）：略仰头，眼光下移到鼻翼的中点。按时吸气，松时呼气，共36次，然后轻揉36次，每次停留2～3秒。

（3）揉按太阳穴：按压太阳穴（眼尾与眉梢之间凹陷处）。按时吸气，松时呼气，共36次，然后轻揉36次，每次停留2～3秒。

（4）按压攒竹穴：攒竹穴在眉毛内侧顶端。按时吸气，松时呼气，共36次，然后轻揉 36 次，每次停留 2~3 秒。

（5）按压风池穴：风池穴在耳后枕骨下。按时吸气，松时呼气，共 36 次，然后轻揉 36 次，每次停留 2~3 秒。

（6）凝神浴面：将两手掌心搓热，吸气，两手由地仓穴（嘴角）沿鼻梁直上至百会穴（前额），经后脑按风池穴，过后颈，沿两腮返地仓穴，呼气，做 36 次。

开车族日常健身秘方

长期以车代步的人由于缺乏运动和应有的锻炼，造成颈、肩、背、腰等处局部肌肉、韧带组织的过度劳损，久而久之，很容易演变转化为颈椎病、肩周炎、腰椎间盘突出症等骨关节疾病。缺乏运动的人，其高血压、动脉硬化、心脏病等心血管系统疾病的发生率也大大高于经常参加体育锻炼的人。此外，还会造成机体的免疫系统功能偏低，缺少抵御病菌和病毒的能力。

如果开车族一天中无法保证一定的活动时间，对身体危害很大。因此，运动医学专家建议，开车族应保证每天有半小时的运动锻炼，注意多进行一些针对性的锻炼，以便有效弥补"肌肉饥饿"所造成的不足，从而维持人体正常的肌肉功能和心肺功能，改善和保持脊柱正常生理弯曲。

除了练习我们上面所推荐的健身运动外，也可以自己设计有趣味的运动。如可以借助车身，练习俯卧撑、下蹲运动来增强手臂和腿部的肌肉力量，或是围绕车身做小跳运动等。无论做什么运动，注意要伸展各部位的肌肉，但要注意在伸展过程中应避免弹振，否则容易造成肌肉收紧，增加肌肉的负担。

另外开车族长期久坐，头部处于前屈位，使颈部血管受压，以致脑部血流受

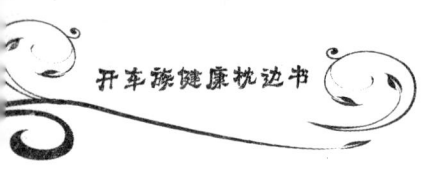

到限制，易造成大脑供氧不足，引起头昏、乏力、失眠、记忆力减退等症状。另外，久坐使胸部得不到充分扩展，心肺受压，致使心脏病和肺部疾病的发病率增加。腹腔供血量减少，使胃肠蠕动减慢，各种消化液分泌减少，易引起食欲不振、腹胀、便秘等。久坐还不利于下肢静脉血的回流。建议开车族试试以下几种静态健身方法：

1. 梳头

用手指代替梳子，从前额的发际处向后梳到枕部，然后梳到耳上及耳后。每次梳头10～20次，可改善大脑血液供应，健脑爽神，并可降低血压。

2. 弹脑

端坐椅上，两手掌心分别按两侧耳朵，用食指、中指、无名指轻轻弹击脑部，自己可听到声响。每日10～20次，有解除疲劳、防头晕、强听力、治耳鸣的作用。

3. 扯耳

先左手绕过头顶，以手指握住右耳尖，向上提拉14下；然后以右手绕过头顶，用手指握住左耳尖，向上提拉14下，可达到清火益智、心舒气畅、睡眠香甜的效果。

4. 练眼

每隔半小时远望窗外1分钟，并用力眨双眼数次，或者做转眼球运动，可放松眼部肌肉，促进眼部血液循环，并使眼睛得到休息。

5. 转颈

先抬头尽量后仰,再把下颌俯至胸前,使颈背部肌肉拉紧,并向左右两侧倾斜 10~15 次;然后以腰背靠椅背,两手颈后抱拢片刻。

6. 伸懒腰

伸懒腰可加速血液循环,放松全身肌肉,纠正脊柱向前过度弯曲,保持体形。

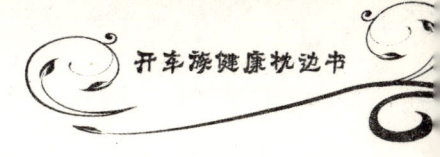

7. 揉腹

右手顺时针方向绕脐揉腹 36 周,对预防便秘、消化不良等有较好的效果。

8. 提肛

将肛门向上提,然后放松,一提一松,反复进行。提肛运动可以预防痔疮等肛周疾病。

9. 擦车

经常自己擦车既节约金钱,又可锻炼身体,当看到自己的爱车明亮如新会有一种非常大的成就感和满足感,心情也非常愉悦。

生命在于运动,健康的身体是幸福生活的基本。我们不能改变时间和环境,但可以改变自己,适应环境和需要。作为开车族,整天待在车上缺乏锻炼,不仅人变懒了,身体更学会了懒惰,如果能充分利用有限的时间和空间进行锻炼,一样可保持身体健康。

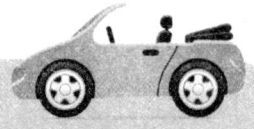

◎温馨提示：以步代车上下班

开车族经常会抱怨，没有时间进行锻炼。但是，时间就如同海绵里的水，只要肯挤就会有。长期坚持步行上下班，可以使心脏更加强壮，增强心肌功能，改善血液循环，同时促进胃液分泌，使早餐中所含的营养物质在体内加快消化和吸收，而且可以减肥。另外，步行还能够缓解压力，使大脑思维活动变得更加清晰、活跃，提高工作效率。同时，也可以减少乳腺癌的患病率。

需要注意的是，要想受益于以上诸多好处，必须每天坚持步行。一般来说，我们每天平均会走3 000～4 000步路。步行也要有许多注意事项，包括穿软底运动鞋、平底鞋或防滑鞋，保持背部挺直、前胸展开的姿势。

开车族健身处方两则

经常开车，走路、骑单车的机会大大减少，对于都市生活的人群，运动不足将更为严重，有研究表明：长期久坐工作容易造成新陈代谢失调。因而，开车族更要重视身体锻炼，每周至少应该进行3次以上30～60分钟的规律性运动。

首先，提高心肺功能的有氧耐力运动是必须进行的，所谓有氧运动是指那些以增强人体吸入、输送以及使用氧气能力为目的的耐久性运动。这类运动的特点是"低强度、长时间、不间断、有节奏"。健身的有氧运动要求全身主要肌群参与，运动持续较长时间（一般大于12分钟）。可以选择步行、慢跑、中低速游泳、骑自行车、爬楼梯等。

肌肉力量练习也很重要，因为随着年龄的增长，肌肉逐渐降低，脂肪开始悄然增厚；此时体能下降，肌肉萎缩，腹部、腰部、臀部臃肿，通过力量练习，能增强身体各部位肌肉、韧带力量，肌肉合力，适宜地牵拉骨骼，可促进骨密度加大，蓄积骨量。开车族积极地进行力量练习可以改善腰痛、腰肌劳损以及颈椎不适等症。

下面提供两个小处方供开车族参考。

1. 体形肥胖者

心率控制在120～140次/分，练习时间45～60分钟。

（1）准备活动5分钟：抻拉韧带，腰、髋、膝、踝关节灵活性练习。

（2）慢走+快走20分钟（前10分钟走完1 200米，后10分钟走完1 400米）。

（3）[双手交叉在颈后翻掌（掌心向上），向上尽量伸举30次+原地蹲起15～30次]×3组，穿插拉韧带。

（4）[原地高抬腿走60次+挺髋背肌练习（背对栏杆站立，双手向后伸握住栏杆，腿并直，腹部及髋部尽量前挺，使身体呈反弓形为1次）15～20次]×3组。

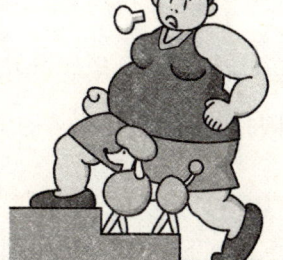

（5）站立、挺胸，腹部尽量内收10秒×4次。

（6）慢跑（或散步）10分钟。

（7）整理活动5分钟。

2. 正常体重者

心率控制在130～150次/分，练习时间30～40分钟。

（1）准备活动5分钟：抻拉韧带，腰、髋、膝、踝关节灵活性练习。

（2）快走（或慢跑、游泳、爬楼梯）12分钟。

（3）[仰卧起坐40次+提踵（踮足尖）40次]×3组，穿插拉韧带。

（4）腿力练习（面对一把木椅站立，一腿弯曲，足踩椅面，另一只脚站在地面上，椅子上的一腿用力踏蹬，使身体起立椅上，还原，换腿做）20～30次。

（5）俯卧抬上体（俯卧，双脚固定，上体悬于床外，双手置于脖颈或胯两侧，上体下弯，头部下垂，然后将上体最大限度的上抬，呈反弓形，同伴协压住腿脚）。15次×3组。

（6）原地高抬腿走60次×3组。

（7）整理活动5分钟。

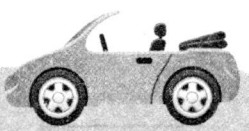

◎**温馨提示：车内健腿四法**

开车族长时间坐在车里，腿部容易因缺乏运动而变胖，可利用坐着的机会做些运动，达到消除疲劳及健腿的双重效果。

（1）坐在椅子上，两手扶着椅子两边，固定住身体，抬起一只脚并伸直膝盖静止30秒钟，然后换另一只脚做相同动作30秒钟。需注意的是：在伸直膝盖的同时，不可挪移膝盖的位置。

（2）坐在椅子上，挺胸，保持两腿交叉、脚尖着地的姿势，上面的腿使劲往下压，下面的腿使劲向上顶，约10秒钟后双腿互换位置同样做10秒钟，2～3遍即可。做这个动作不需屏住呼吸。

（3）坐在椅子上，伸直双腿让脚与地面保持一定的距离，把脚尖伸直，保持这个姿势5秒钟。

（4）脚尖伸直，脚面向上呈90度，让脚后跟和小腿肚的筋伸展开，保持5秒钟。

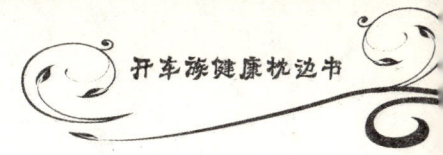

开车族的隐形健身操

开车族往往工作繁忙，没时间锻炼身体，致使许多人的抵抗力下降，容易患感冒、颈椎病、疲劳综合征、腰肌劳损、失眠、头痛等疾病。

那么有没有一种锻炼方式，只要在汽车内就能达到健身的目的呢？答案是肯定的，这种锻炼方式就是隐形健身操。

所谓隐形健身操是指不被人觉察的一种健身操。其练习方法为：

1. 闭目转眼球法

先按顺时针转动 6 次，再按逆时针转动 6 次。然后睁开眼睛向窗外远处绿色草坪或树木眺望 2～3 分钟。这样有保护眼睛、调节视力的作用。

2. 分段放松法

将全身分为若干段，然后分段放松。先自上而下进行放松。其顺序为：头部→颈部→两上肢→胸腹→背腰→两大腿→两小腿。接着再采用倒行放松的方式，自下而上分段放松，依次为：两脚→两小腿→两大腿→臀部→腰背部→腹胸部→颈部→头部。连续做 3 个循环。这样做对消除紧张情绪及身体疲劳有益。

3. 腹式呼吸法

吸气时放松腹肌，呼气时收缩腹肌，如此反复做 3 分钟。一般可起到增加肠胃蠕动、促进机体新陈代谢、减肥美体的作用。

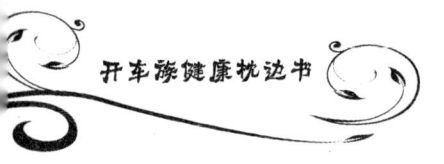

4. 扩胸耸肩法

坐在椅上,缓慢地用力挺胸,使双肩向后张开,恢复原状后再反复做10~12次。然后做耸肩动作,左、右肩各做12次,能起到提高呼吸功能和防治颈椎病、肩周炎的作用。

5. 手指伸缩法

双手放在大腿上,掌心向上用力握拳,然后按拇指、食指、中指、无名指、小指的顺序依次伸开手指。反复做同样的动作,左、右手各做12次。一般可缓解手部肌肉疲劳,促进血液循环。

6. 腿部收缩法

坐在椅上,抬起脚尖,同时用力收缩小腿及大腿肌肉,然后用力抬起脚跟,继续做小腿及大腿肌肉收缩动作,再放松。如此反复做5分钟,可以改善腿及脚部的血液循环状况。

上述动作可连贯起来练习,每次15分钟,可上、下午各做一次。

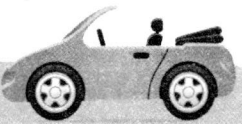

◎ **温馨提示:眼睛按摩保健法**

开车族想要改变双眸的暗淡无光以及去除眼睛的疲劳,就要懂得正确的按摩法,来提升眼部的青春度和明亮度。

第一招:以眼角为起点,用中指和无名指从中间开始往外侧画圈圈。

第二招:用中指和无名指按住太阳穴,然后用力地以画圈圈的方式按摩。注意:用力地给太阳穴按摩可以有效地去除疲劳,有利于重新恢复眼睛的清澈明亮。

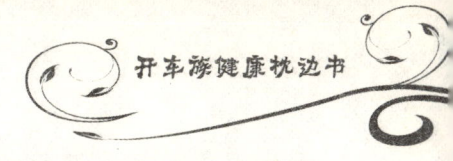

第三招：下巴朝下，将中指和无名指的指肚儿放在眉骨下，然后将眼皮往上拉。

第四招：闭上眼睛，用拇指以外的四根手指按住眼睛，然后以波浪式按揉眼球。注意：以适度的力度按揉眼睛，可以很快有效地解除眼睛的疲劳。

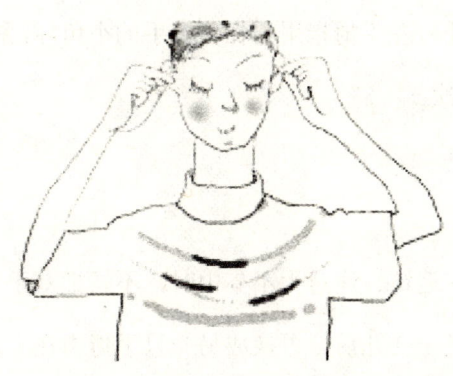

给指关节做做手指运动

一谈到锻炼，不少人总是因为怕麻烦就敬而远之。这里介绍的手部功能锻炼法，既不需要到专门的场所，也不需要特别的工具，在车上、办公室或者家中，只要稍微花点工夫就可以做到。

1. 旋转拇指

如果感到体力不足，不妨试着让拇指作360度旋转。旋转时必须让拇指的指尖尽量画圆形。起初也许会感到不顺，但反复进行几次以后，拇指就会有节奏地旋转，而且觉得心情舒畅。一般让拇指按顺时针及逆时针的方向各自旋转1～2分钟即可。

2. 自我握手

握手也可以作为养生方法加以利用,最简单的方法就是自我握手。左右手掌靠拢在一起交替对握,关键在于右手拇指要有意识地用力抓住左手的小鱼际(第一掌指关节后凹陷处),左手拇指用力抓住右手的小鱼际,紧握3秒钟后双手分开。左右相互紧握5~6次。

3. 手指交叉

当感到大脑反应迟钝、注意力不集中时,不妨把双手手指交叉地扭在一起。一只手拇指在上交叉一会儿后,再换成另一只手拇指在上。然后将手指尖朝向自己,并使双手腕的内侧尽量紧靠在一起,反复几次。

4. 牙签刺激

准备10根牙签,用橡皮筋捆成一束,然后用它刺激手掌。只要刺激一会儿,手掌就会觉得温暖。用牙签刺激手掌3秒钟后停止,等一会儿再刺激,如此反复。刺激力度不宜过强,以免损伤皮肤。

5. 绞拧毛巾

方法分为两种:一种是右手从内侧向外拧,另一种是左手从外侧向内拧。由于各人的习惯不同,开始时可能有人感到不顺手,只要不断地练习就会得心应手。这两种绞拧毛巾的方法都可以刺激大脑中相关的运动中枢,使得手指更加灵活。

6. 夹圆珠笔

在无名指与小指、无名指与中指、中指与食指之间各夹住一支圆珠笔，再用另一只手使各手指的指尖靠拢。

7. 勾拉手指

孩子们在与伙伴约定事情时，常常要相互勾拉手指，以示永不后悔。其实勾拉手指也有养生的功能。轮流将双手相应的手指勾拉起来，稍微用劲。勾拉3秒钟后双手分开，然后反复进行7～10次。

8. 戒指按压

戒指一般都戴在无名指和中指上。可利用戒指对手指进行刺激。先将戒指向上推至第二指关节处，再从旁边按压戒指，使之对手指产生一定刺激。3秒钟后放松，反复进行7次。

此外，弹钢琴、练书法、掰手腕、改绷绳、顶拇指、削铅笔、划拳和用筷子夹豆等，都是较好的手部功能锻炼法。只要持之以恒，均能获得良好的养生效果。

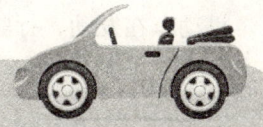

◎温馨提示：开车族手指保健操

开车族在驾驶途中，利用停车间隙或休息时间，因地制宜地做做手指保健操，不仅可以锻炼手指的灵敏度，而且有健脑和健身的作用。

（1）坐姿，双手胸前平举，手掌向下，五指分开。用力握拳2～3秒钟，然后松开，放松手腕，抖腕，重复4～6次。

（2）坐姿，双手胸前平举，手掌向下，右手握拳然后松开，同时左手握拳然后松开，两者交替进行，重复20次或更多，逐步加快速度。

（3）坐姿，合掌，手指交叉屈指，交替弯曲和松开手指，重复20~30次。

（4）坐姿，双手下垂，手指分开，置于凳面上，在30~60秒钟内，轮流用左、右手手指有力地叩击凳面，然后同时双手手指叩击。

（5）坐姿，双手内屈，用大拇指轮流接触食指、中指、无名指和小指，动作速度和用力逐步增加，重复15~20次。

（6）坐姿，双手胸前平举，手心向下，手指分开，手掌外翻向前，还原重复15~20次。

（7）坐姿，双手侧举，屈肘，手腕放松，自然下垂，双手抖动，屈伸手腕，重复15~20次。

这套手指保健操，可根据情况做其中的一两节，也可全套做完或一天轮流做完，持之以恒，必有收效。

手指运动疗法

机动车在发动、行驶时，都在不停地振动，驾驶者的全身尤其手脚受到的振动较大。开车时间一长，手部末梢血管和肌肉可产生痉挛，表现为手麻、手痛、手胀、手凉等症状，严重时还可引起手腕及手指关节的骨质增生，甚至关节变形。为了避免这些情况的出现，开车族可采用手指运动疗法。手指运动疗法的具体步骤如下：

第一节

锻炼者坐在椅子上，双手放在胸前，手指朝上，接着手指回收握拳。右手从

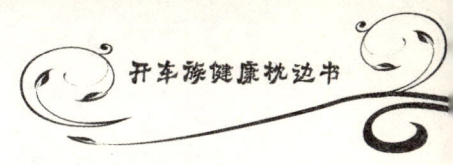

小指开始，依次展开手指，直到五指均展开为止。然后左手也从小指开始，依次展开手指，待十指都展开后，再回收握拳。

如此反复操作10～12次，注意操作时，展指速度宜适中，不能太快，也不能太慢。

第二节

锻炼者用右手拇指及食指，捏住左手拇指，从指根向指尖方向捏揉手指，约揉6秒钟。然后依次捏揉食指、中指、无名指、小指，方法同拇指。左手捏揉后，再用左手拇指、食指捏住右手拇指，从指根向指尖方向捏揉，约捏揉6秒钟，接着再捏揉其他手指，方法相同。

在捏揉手指时，注意用力宜轻柔，不能用力过猛，以手指微微发热、舒适为度。

第三节

锻炼者用右手拇指指腹压住食指端，然后被压住的食指用力弹击，接着再用拇指压住食指，再用力弹指，反复做10～12次。接下来按中指、无名指、小指的顺序，每指各弹指10～12次。最后用食指压住拇指端，依前法弹拇指10～12次。

弹完右手后，再弹左手五个手指，方法同前，每个手指也各弹10～12次。注意练习弹指被压的手指应用力伸开，动作连贯，弹指与收回手指的速度都应较快。

第四节

锻炼者用右手拇指与食指捏住左手拇指，按顺时针方向旋转6次，再按逆时针方向旋转6次。接下来再按上法分别捏住左手食指、中指、无名指、小指旋转。

然后，再用左手拇指与食指捏住右手拇指，按顺时针及逆时针方向各旋转 6 次，随后再依次旋转右手食指、中指、无名指、小指，旋转的方向与次数同前。需要注意的是，旋转手指时不可用力太猛、幅度太大，宜轻柔一些。

第五节

锻炼者双手掌在胸前合拢，手掌对手掌，五指分开。先用右手拇指压左手拇指，压至不能再下压为止，再依次用右手食指、中指、无名指、小指压左手相对应的手指，每个手指反复压 10~12 次。

接下来再换用左手拇指、食指、中指、无名指、小指压右手相对应的手指，每个手指也反复压 10~12 次。注意操作时，手法宜轻柔，不可用力过大、过猛，以免造成手指受伤。

第六节

锻炼者用右手食指弯曲钩住左手拇指，接着稍用力向回拉。反复拉 10~12 次，然后，再用右手食指拉左手食指、中指、无名指、小指，每个手指也反复拉 10~12 次。

随后换左手食指弯曲钩住右手拇指，再拉 10~12 次。右手其余四指也按此法拉 10~12 次。注意拉手指时，用力宜适中，不可突然用力或用大力拉指。

第七节

锻炼者用右手拇指按揉左手掌心部位，右手其余四指放在手背上，按揉时先按顺时针方向按揉 10~12 次，然后再按逆时针方向按揉 10~12 次。

接下来，再用左手拇指按揉右手掌心部位，亦是先按顺时针再按逆时针方向各按揉 10~12 次。按揉手法以中度为好，按揉至掌心发热时疗效最佳。

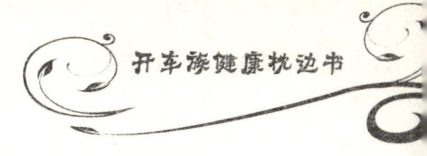

第八节

锻炼者右手掌用力握住左手掌后,快速放开,再用力握掌。如此反复10~12次。然后换成左手掌用力握右手掌,快速放开,再用力握掌,反复10~12次。

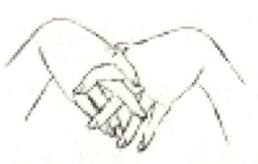

注意不管是右手握左手,还是左手握右手,均应用力,放开时应迅速,只有这样才能达到运动疗法的目的。

脑和手的关系是非常密切的。科学研究证明,手指运动,不但可促进血液循环及人体新陈代谢,而且还可调节脑神经,消除大脑疲劳及紧张情绪。所以锻炼者应每天坚持做手指运动,以促进身体健康。

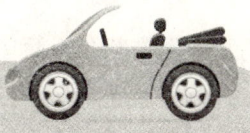

◎温馨提示:腰颈疼痛试试"车上瑜伽"

每天在方向盘前度过大段时间的开车族们,由于长时间将两手向前伸,并将肩部向前收,不均衡的动作造成肩部、背部和颈部的疼痛,甚至导致腰椎间盘突出和偏头痛等疾病。下面就介绍一下等红灯时的"车上瑜伽"动作,缓解一下开车产生的颈部、肩部、背部及腰部的疲劳。

(1)伸展运动:这是能够调节运动不均衡的肩膀,促进肩部、颈部及头部血液循环的动作。将两臂伸展至和肩部平行,同时手掌握拳,胳膊肘向后倾,然后用力将胳膊伸展至和肩部相平,每天反复20~30次,会感觉到肌肉非常舒服。

(2)肩部左右摆动:平展肩部,达到平衡左右肩部的效果。右手抓住左腿,然后将左手放置到背后,这样旋转上体,左右旋转3~5次。

(3)舒缓疲惫的脊椎和颈部:长时间坐在转向盘前,脊椎部分的每一个骨节

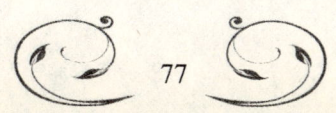

都会感到非常疲惫,这个动作就能够达到柔软脊椎和颈部,促进血液循环的功效。将肩部重心分别放在左边和后边,反复运动20次。

(4) 舒展弯曲的腰部和肩部:这个动作能够舒展弯曲的腰部和肩部,促进新陈代谢,缓解疲劳。将身体轻轻向下倾,再向后倒,不要用力过猛,只要做到感觉轻松即可,反复10次左右。注意身体动作要规范。

完美的瘦腰减腹方案

整天坐在车里,身体里的脂肪大量堆积在腰腹部,胖起来容易瘦起来却难。要想保持身材,除了坚持健康的生活饮食习惯之外,每天做做小运动也是很重要的!下面推荐一组简单的瘦腰运动。

1. 伸腿运动

身体放松,平躺在地上。膝盖伸直并拢,双腿依次慢慢向上抬起,直到与身体呈90度角的位置。坚持10秒钟后,慢慢放下。此动作每天重复15~20次。

2. 仰卧起坐

身体平躺在地上,头部和肩膀着地,膝盖并拢弯曲,身体慢慢抬起到肩膀离开地面,左手去碰右膝盖。然后,再次抬起身体时用右手去碰左膝盖。此动作每天重复10~15次。

3. 站姿侧弯

预备动作:两脚微张,站立,缩小腹,左手紧贴左大腿,右手向上伸直。

上半身向左侧弯,右手持续伸直,保持小腹收缩状态,停留3~5个呼吸时间,做2~6次。换边。

注意:练习多次后可加长停留时间,加强侧边延展。

4. 跪姿弯曲

预备动作:两膝与臀部同宽的跪姿,脚背平放于地面或是蹬脚尖皆可,依自己舒适的程度调整。

左手叉腰,右手向后伸展,停留3~5个呼吸时间,做2~6次。换边。

注意:不要推腰部,但要记得缩小腹(也能借此保护腰部),让脊椎、手臂延伸,加上扭转让侧边延展得更彻底。

5. 坐姿扭转

预备动作:维持散盘坐姿。

上半身向左侧扭转,尽量让自己可以看到背后地板,停留3~5个呼吸时间,做2~6次。换边。

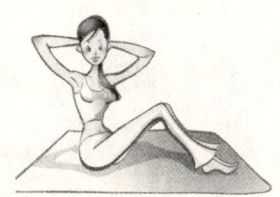

注意:此动作可以让之前伸展拉长的肌肉变得紧实。

6. 坐姿左右延伸

预备动作:两脚弯曲,散盘坐姿,左手置于左边地面,右手向上伸直。

上半身往左侧弯,左手向外延伸出去,右手持续伸直,停留3~5个呼吸时间,做2~6次。换边。

注意:可以让放在地板的手越来越延伸,将侧边伸展得更彻底。

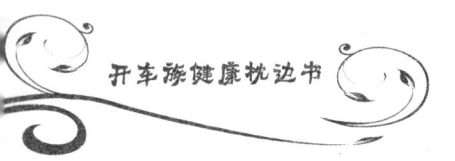

7. 躺着延伸

预备动作：平躺在地垫上，双手向上延伸，双脚自然伸直。

将双手向内旋转、让掌心贴地，停留3~5个呼吸时间，做3~5次。

注意：如果腰部悬空，感到不适，可将小枕头置于腰下方。此动作可以让腰部紧实。

8. 侧边棒式

预备动作：右边侧躺。

右手在地面，将身体撑起，让身体呈一直线，腰不要下垂，缩小腹、臀部，停留3~5个呼吸时间，做1~3次。换边。

也可将右手手肘贴于地面，将身体撑起，让身体呈一直线，停留。

注意：此动作可锻炼平常很难训练到的侧腰力量、耐力，千万不要耸肩，腰部不要下垂。

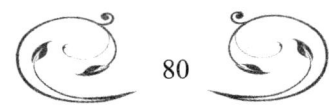

◎温馨提示：**简单家务活动减肥二法**

（1）在熨衣服、炒菜、插花等站着干活时，不妨张开双腿，站直身体，这也是一种锻炼。另外，在做室内清洁工作时，如果手中只拿一把扫帚、拖把或吸尘器时，不要只动手臂，应全身都融于动作中，让踝关节、臀部、膝关节等一起跟着动起来。当你挺身从高处取东西时，可以踮起脚尖，尽可能伸长全身，以强化大腿、小腿和臀部的肌肉。

（2）利用烹饪或洗碗的空当时间，把灶间当做芭蕾舞的练习场所，在灶台90厘米处侧站，用左手抓住台边，举起右腿、膝盖与脚尖伸直，前后摇摆10次，左腿重复做，然后面对洗菜池伸直手臂，握住池边弯曲膝盖，并维持5秒钟。

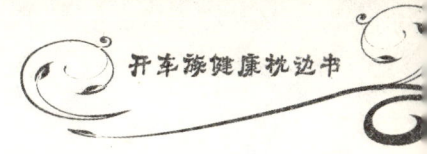

女性开车族美容操

居住在大城市,每天开车上下班的女性们,想必有这样的经历:因为经常开车,你的神经高度紧张,颈部容易僵硬,后背时常酸痛,两条腿偶尔会出现水肿现象,失去了往日的玲珑身段。其实停车间歇不妨在车内动动胳膊动动腿,活动一下劳累的腰身,不仅可以健身,还可以让曲线窈窕。现在就给大家介绍一套专为爱美的女性驾驶者设计的美容操:

1. 肩颈伸展操

(1)动作要领:将右手轻摆于左边头部上方,朝右边轻压,将左肩尽量放松,让左肩拉长延展。左边动作亦同。

(2)运动功效:这个动作不仅能放松肩颈,舒缓工作造成的颈部僵直,消除一天的疲劳,还可以将颈部线条修饰得更美。

2. 手臂伸展操

(1)动作要领:将右手抬起,左手轻压手肘让右手靠近身体,并将肩膀平放,感觉手臂及后肩轻微伸展。左边动作亦同。

(2)运动功效:这个动作可以减轻因长时间打字或写字等手部活动而造成的压力及不舒适感。每天练习这个动作,可以雕塑上臂肌肉线条,和蝴蝶袖说拜拜!

3. 转体背部伸展操

(1)动作要领:身体坐正后,将头轻轻转向右后方,并将脊椎延长。左边动作亦同。

（2）运动功效：这个动作可以放松背部，按摩颈椎，活动颈部，扭转腰部。可别小看这个简单的动作，每天练习就可以拥有漂亮的腰部线条。

4. 抬臀放松操

（1）动作要领：身体坐正后，轻轻将右边臀部抬起，运用侧腹部的力量，让臀部肌肉放松。左边动作亦同。

（2）运动功效：这个动作可以让经常坐着受到挤压的臀部放松，并雕塑侧腹部曲线，让臀部线条更窈窕。

5. 腿部放松操

（1）动作要领：将脚踝上勾停留20秒，再将脚踝下压停留20秒，重复动作。

（2）运动功效：这个动作可以让小腿放松并伸展，避免血液循环不良所造成的小腿肥胖及静脉曲张。回家后搭配小腿按摩，可以让小腿的曲线更迷人。

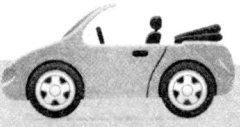

◎温馨提示：瘦腹椅子操

下半身容易胖、肠胃蠕动功能退化是长时间久坐不动的开车族的通病。下面介绍几个简单动作，只需坐在椅子上，不需要大空间，就可以扭扭腰、收小腹，帮助运动一下平常很少运动的部位。

第一招：坐在椅子前1/3的位置，双脚并拢，手臂平抬在身体前方与肩同宽，双拳轻轻碰触。

第二招：保持手臂平抬的姿势，慢慢将身体向右转，再慢慢拉回面对正前方。

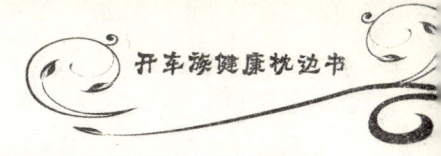

第三招：另一侧也一样，重复动作约20次。长期坚持做这套动作，就可以塑造出令人称羡的小蛮腰。

第四招：双膝并拢，双臂放在身体两侧并与身体保持一定的距离，脸朝正前方但上半身侧倾。

第五招：另一边也要重复做同样的动作，交错重复做20次。这样可以紧缩腰侧的腹筋，让身体线条更完美。

这套动作的主要目的是消除小腹的赘肉，要持之以恒，每天上、下午各做两三次，每次至少做八拍，不但能维持苗条的身材，而且也能舒解紧张的压力。

男性开车族瘦身操

男性开车族有没有发现自从买了四个轮胎的私家车后，腰间的"私家轮胎"也突然长出并逐渐增厚呢？这都是久坐惹的祸。以车代步使锻炼减少，从而让脂肪堆积，长久下去对身体太不好了。可是工作很忙，没时间上健身房运动，那可怎么办呢？不要紧张，我们已经帮您设计了一套男士办公室瘦身操，有了它就不怕"大腹便便"的威胁啦！长途开车的朋友也可在停车休息时做这套动作，以便振奋精神，舒展放松身体。

1. 屈臂运动

（1）动作要领：在办公室沙发或车后座上侧身用一侧手臂支撑身体。将电话簿等有一定重量的东西放入手提包内，然后，手握住包的提手，

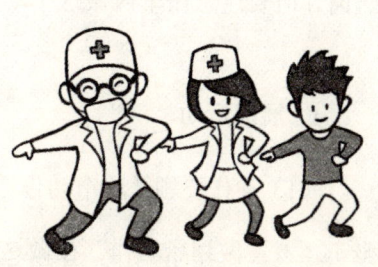

反复将其以屈臂的形式,从腰部开始上提到肩部位置,左右手臂交替进行,各来回做 30 次。

(2)运动功效:本运动可有效地刺激肱二头肌,使其结实发达。屈臂运动能锻炼上半身,让你告别单薄、瘦弱的上半身,扎扎实实地得到强壮的双臂及丰厚的胸膛。

2. 踢腿运动

(1)动作要领:在沙发上或打开车门,单膝跪在任意车座上,另一条腿向后抬,停留 20 秒。左右腿交替进行,各做 5 次。

(2)运动功效:该运动主要锻炼臀部的肌肉,让其紧实,所以做动作时一定要注意腿要伸直,而且不要让腿部过多用力。在车上做这一动作时要注意不要踢到车外的人,自己也要注意安全。

3. 屈背运动

(1)动作要领:在沙发上或打开后座车门,面朝下,身体平躺,双手放在头后,然后上身做上抬动作。

(2)运动功效:长时间坐在车内,后背会觉得很累甚至是酸疼,包裹性差或乘坐较硬的座椅尤为明显。这个动作可以有效地放松背部肌肉,还可以紧实腹部肌肉。但要注意在车内做这个动作时别磕头,上身抬起一个拳头的高度即可。

4. 展肩运动

(1)动作要领:这个动作运动空间需要略大,建议坐在车内后排座内,身体坐正,双臂做划船动作。在做这个动作时,速率不宜过快。

(2) 运动功效：这个动作可以很好地放松长时间紧握方向盘而酸疼的肩部肌肉。因此动作也要尽量真的像划船，如果动作幅度不大就很难达到效果。

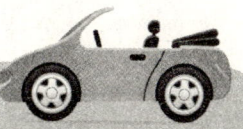

◎温馨提示：按摩穴位减腹法

经长期临床验证，中医的推拿按摩对肥胖有明显疗效。下面介绍一些自我推拿手法，可以随时随地做，效果不错。

（1）抱颤腹部：双手放松交叉，呈半球状，两掌根抵住双侧大横穴（肚脐旁一横掌，两边各一）；双小指抵住关元穴（肚脐下四横指）；双拇指抵住中脘穴（肚脐上一横掌）。轻轻下压腹部，做上下小幅度、快速度（每分钟超过150次）的运动，每天1~2次。除了能减肥，这个手法还能降糖、通便、降血压。

（2）拿揉腹部：一手捏住腹部皮肉，包括深层脂肪，顺时针依次拿揉（即捏住的同时揉动），约5分钟，前两次以微微疼痛为宜。

（3）拿合谷：用一手的拇指和食指相对捏紧另一手合谷穴（大拇指和食指的虎口间），用力拿捏，约1分钟。

附录：五个动作测试开车族健康水平

学生时代能一口气做十几个引体向上，轻轻一跳就能够到球场篮筐，更别提区区1 500米跑了。但是自从享有汽车生活后才发现，这些辉煌一去不复返了。做完以下5个动作就能检测你的健康状况。

1. 1 500米挑战赛测试

世界级的赛跑选手跑1 500米在4分钟完成是很容易的，而普通的健康人6

分钟完成它就可以了。找个场地，测算你跑 1 500 米所需要的时间。

完全不健康：10 分钟。

平均水平：8 分钟以内。

健康：7 分钟以内。

很健康：6 分钟以内。

2. 单腿深蹲测试

站在一个长椅上，把胳膊举在胸前，伸缩左脚踝，使脚趾朝上。尽可能地保持身体垂直，右侧膝盖弯曲，让身体慢慢下降，直到左侧脚后跟接触到地面。停留 1 秒钟，然后站起身来，1 次动作就完成了。

完全不健康：无法完成。

平均水平：1 次。

健康：3 次。

很健康：多于 5 次。

3. 纵跳测试

背靠墙，伸展胳膊，用粉笔标记一下达到的高度。然后，尽自己最大努力向上跳，画下另一个标记。两个标记之间的距离就是纵跳高度。

完全不健康：小于 40.6 厘米。

平均水平：40.6～45.7 厘米。

健康：48.3～61 厘米。

很健康：大于 61 厘米。

4. 引体向上测试

大部分的锻炼集中在身体前部的肌肉群，后背的力量同样不容忽视。握住单

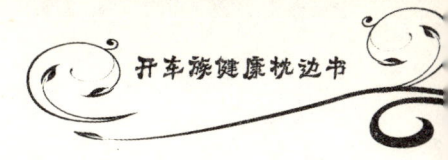

杠，双手距离与肩同宽，手掌朝向自己。用力使下巴越过横梁，然后身体回到初始位置。

完全不健康：无法完成。

平均水平：4次。

健康：8次。

很健康：多于9次。

5. 俯卧撑测试

腿伸直，双手放于肩膀下，支撑起身体，然后使身体下沉，直到胸部接触到地面。然后把身体推回到初始位置，胳膊要完全伸展开。

完全不健康：少于20次。

平均水平：20～34次。

健康：35～49次。

很健康：多于49次。

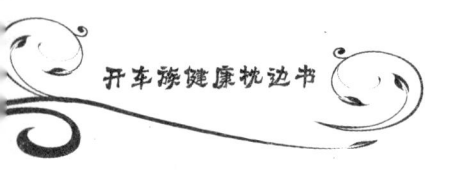

第四章 心理保健：开心开车更健康

如今，汽车成了许多人出行和生活的必备工具，家庭汽车拥有率逐渐攀升，与此同时交通事故的发生率也不断上升。有人认为这是运输繁忙、车辆猛增、路况太差所导致的。其实不然，事故频发还有另外一个重要原因——开车族的心理问题。开车久了会使人的中枢神经处于持续高度紧张状态，可导致交感神经兴奋性增强，内分泌功能紊乱，因此很容易形成心理疾病。如果开车族能够学习和了解一些心理学常识，适当地进行自我调适和控制，不仅可以使自己有一个良好的心态，还可以避免许多交通事故的发生。

开车族常见的心理问题

人的心理就是人脑对客观现实的反映，人有喜、怒、哀、乐，在处于兴奋期时，精力充沛，智力开阔，反应灵敏；而在疲劳、情绪波动，处于精神不佳状态时，智力抑制，反应灵敏度减弱。开车族的行车心态与行车安全有着密切的联系，在行车时，应排除各种干扰，调节自己的心态，使自己处在一个心情愉快、全身放松的状态下，保持清醒的头脑，反应迅速，判断准确，遵章驾驶，文明行车，不疲劳开车，树立"慢就是快，快就是慢"的行车理念，升华自己的行车境界。

开车族常见的心理问题主要有以下几方面：

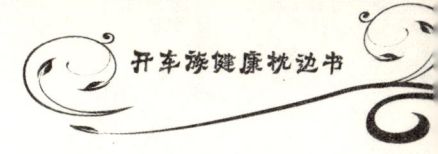

1. 麻痹心理

在道路和视线条件好、回程轻车熟路、长途行车已驶近目的地、由城市转入城郊、夜间车少人稀及路面宽敞等情况下,开车族易产生"放松一下"的思想;有的人存在着"投了保就有保险"的错误心理,只顾快跑,这样时间一长就免不了出事。

2. 侥幸心理

有的开车族过分相信自己的行车技术,遇到危险路况和复杂情况也不减速停车,不探明虚实再行;意识到或已经知道存在机械隐患,却在"我不会出事""先将就一下再说"的思想支配下,盲目行驶。其结果往往因小失大,导致事故的发生。

3. 急躁心理

为送人赶车(船、飞机)、出车误点、暴风雪雨即将来临或天色已晚,归心似箭;想赶在对方车辆之前通过桥梁、隧道、狭窄路口或急着办事时,开车族往往产生"抢时间"的念头,心情急躁,行车时急驰如飞,一路超速抢行,因而埋下事故隐患。

4. 傲慢心理

有的开车族骄傲自大、目中无人,明明驾驶技术不精,却自我感觉良好;明明驾驶经验不足,却有意在他人面前露一手;屡屡违章而不以为然,认为没什么了不起。这些情况多发生在"半瓶子油"类型的开车族身上,而一旦出现险情则

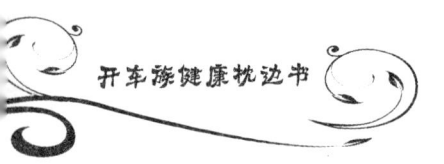

手忙脚乱、无所适从，最终酿成事端。

5. 赌气心理

有的开车族行车中遇到一些不顺心的事，如超车时前车不让，后车强行超车，会车时他车不让道，夜间对方来车不关闭远光灯，被他车擦刮或行车中与他人争吵斗殴，便气上心头，存心报复，盲目开快车，抢行挤占超车道。殊不知"气是事故根，十赌九丧生"啊！

6. 表现心理

有的开车族，当车上有熟人、领导、好友（特别是异性朋友）时，头脑容易发热，常常会飘飘然产生一种"露一招"的心念，一边吸烟或一边进食谈笑，一边驾驶；不管路面情况强行超车、超速行驶，有时甚至还来几个"车技"表演。为此常常乐极生悲、后悔莫及。

7. 紧张心理

紧张心理主要表现在行车手续不完备，担心被交警或其他执法人员查扣；私自动用公车或他人车辆而担心被领导或车主发现以及违章违纪行车的开车族身上，一路上提心吊胆，心情紧张，往往盲目开快车或东躲西藏，结果常常"忙"中出错，出现越紧张失误越多的现象。

8. 犹豫心理

犹豫心理主要表现在驾驶经验不足的新开车族身上，他们对车速、纵向和横向行车间距、车辆的通过性能以及道路交通信息的判断往往缺少把握，优柔

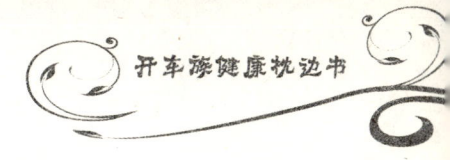

寡断，缩手缩脚，特别是在处理复杂情况和突发险情时不果断，以致丧失紧急避险的最佳时机。

9. 急功近利心理

有些开车族急功近利，不管车辆的承受能力、自己的身体状况和道路状况；擅自调整发动机转速，改变变速器传动比，一味快跑、超载、超速、疲劳驾驶，甚至违法冒险行车，到头来落得个鸡飞蛋打，人财两空。由此可见，开车族的急功近利心理问题极为有害。

总之，开车族保持良好的心理状态是极其重要的，培养良好的心理状态，树立良好的开车道德，增强自身的责任感，对确保行车安全具有重要的意义。

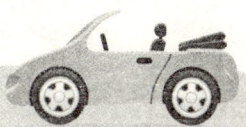

◎**温馨提示：六类开车族容易发生交通事故**

调查测试发现，易发生事故的开车族往往具有潜在的、特定的心理特征，即"事故倾向性"，使其比一般开车族更容易发生事故。有人曾经对在押的严重肇事开车族进行过心理调查，发现有六类司机特别容易发生交通事故。

（1）有精神病隐患的开车族：他们的行为受病态的思维所控制，采取了不恰当的行为。

（2）情绪不稳定的开车族：他们特别容易紧张和焦虑，也就是脾气大。

（3）有家庭矛盾的开车族：儿女出走、妻子要离婚等烦恼事，使他注意力不够集中、心情烦躁、反应迟钝。

（4）做事优柔寡断的开车族：他们往往在突发事故时不能做出正确反应。

（5）遇事不够冷静的开车族：他们容易与人发生冲突，对他人充满敌意，并

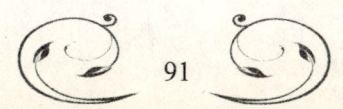

且缺乏责任感。爱与别的开车族抢道路，争乘客，只想着自己出口气，不考虑乘客和等车人的安危。

（6）酗酒开车族：他们酒后开车当然容易出事。

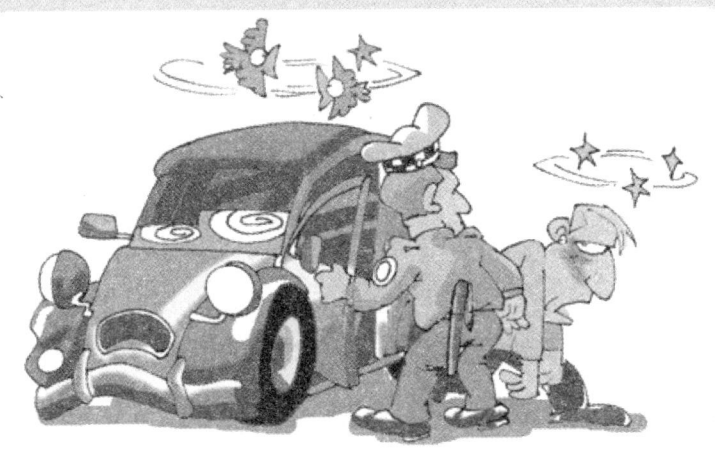

开车族如何应对心理问题

我们已经了解了诸多开车族开车过程中的心理问题，可以看出不正确的心理特征是导致交通事故的发生率不断上升的重要原因。如果能够针对这些心理问题适当地加以调适和控制，不仅可以使开车族们有个轻松愉快的开车心情，还可以避免许多不必要交通事故的发生。那么，到底有哪些有效的对策呢？

1. 学习心理学基础知识

应从驾驶培训学校、驾驶相关网站、书籍等方面，以适当的方式学习驾驶心理学基础知识，了解人的行为是由心理支配的，一个人的心理素质对以后的行为后果产生决定性影响。同时，在平日的开车、日常工作生活中多重视自我心理的塑造，有目的地训练自己的心理调控能力，做到在驾驶过程中根据道路上"车辆礼让行人"的原则动态地作出正确判断。

2. 强化驾驶素质训练

通过有意识、有目的的训练，能让开车族在驾驶实际操作中，始终保持心理的稳定性，独立、可靠地完成各种复杂情况下的技术动作，提高开车族对心理压力、过度精神疲劳以及外界强烈刺激的心理承受能力，使他们在行车中能始终控制自己的情感，自觉地调节自己的情绪，不受外界干扰。

3. 学习法律，接受法制教育

自觉学习《中华人民共和国道路交通安全法》，接受多方面法律、法规的宣传教育，可提高开车族的自我防范意识和能力，增强遵守交通法规的自觉性，做到学法、懂法，增强法制观念，提高遵纪守法的自觉性。

相信通过培养良好的心理素质、提高驾驶技术以及遵守交通法规，大家都可以成为一个安全行车的好开车族，将降低事故率进行到底！

4. 加强心理情绪的调节

开车上路时，总要接触到各种各样的人和事，于是各种矛盾和烦恼的出现也是难免的，如与行人、乘车人、其他开车人发生争执，无意识违章受到处罚，行驶中车辆突然出现故障等。在这些情况下，开车族要消除紧张、急躁、侥幸、称雄的情绪，积极坦然地对待周围的人和事，避免过激的心理活动，既要宽容、豁达待人，又要善于自我劝慰，尽可能地快些摆脱不利的心态，以保持心理上的相对稳定和平衡状态，做到"养心在静"，只有这样才能将全部精力集中在安全行车上，这是良好驾驶心理的基础。

5. 培养注意心理，进行自我调节

注意力集中是合格开车族最基本的心理品质，也是防止交通事故最基本的条件。开车时不打手机、不吸烟，经常进行自我提醒："我在开车""我不能想别的""开车安全第一"等，这些是自行培养注意心理的好方法。

6. 注意锻炼身体

有的人认为自己每天开车出行，身体已经锻炼得差不多了，这是一种错误的想法。驾驶室的空间狭小，空气流通不畅，加之开车动作单一，运动量很小，与户外主观地、有意识地锻炼身体有很大的差异。只有不断参加各种室外活动，才能有效地增强肌体各器官、各系统的功能。每天最好安排一个小时的室外活动，尽量在早上。而出车前适当地活动几分钟最好，也可利用停车间隙，在车外做一些深呼吸或上下蹲起的活动，这样有利于血液循环，可增强肺活量，使精力更加充沛，在开车时不会感到疲劳。

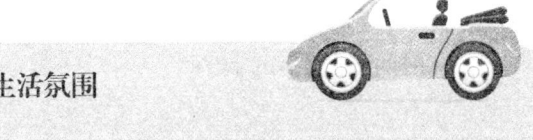

◎温馨提示：善于营造良好的生活氛围

开车族除了开车之外，还要注意丰富自己的文化生活，不断增加生活的情趣，这样可以转移因长时间开车而产生的压力，有效地消除心理的疲劳。如果长期开车而不有意识地放松自己，脑神经会长时间处于高度紧张状态。注意改善自己的休息环境，并从事一些有益的休闲活动，如读书、听音乐、下棋、养花、收藏、唱卡拉OK等都能营造良好的生活氛围，消除精神和体力上的疲劳。另外，保证充足的睡眠，也是帮助开车族克服不良驾驶心理的重要途径。驾驶是颇费精神的，保持充沛的精神是安全驾驶的必要条件。

三大危险心理勿开车

众所周知，安全开车和驾驶技巧、开车族的交通行为紧密相关，除此以外，还与开车族的心理健康问题有关。

1. 心烦意乱

一位外企高级职员开车时常为工作上的事情焦虑。一次开车时，当脑子正思索客户见面会的筹备事宜，竟不知不觉地将车开到了人行道上……

心理学专家分析说：每一位开车族在日常生活中都会遇到各种各样不顺心的事，由于对挫折的心理承受能力不同，一旦这种心理压力超越了所能承受的范围，就会出现思绪紊乱的心理状态，导致开车时注意力不集中，此时若遇到危险情况就很难避让。由此看来，开车时心烦意乱导致严重分心是车祸发生的重要原因之一。

处方：要学会为自己"减压"

日常生活中经常会发生一些使人感到紧张或不快的事件，心理学上称之为应激。有些事情虽然不大，却要耗费很多精力，每一位开车族都应该调整好自身的心理素质，正确处理好这些问题。

（1）认识自己：每个人都有自己的长处与不足，不要硬让自己做无法做到的事，该求人时不必"吝啬"，在开车时一定不要去想这些。

（2）倾诉忧伤：当一个人有了烦恼时，一定要学会向朋友倾诉内心的忧伤或怒

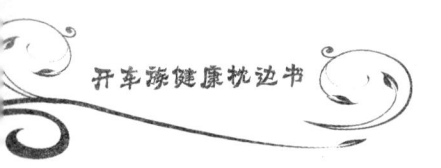

气。开车时,如果还在憋着股"劲",很容易转化成冲动发泄出来,那样后果就太可怕了。

(3)缓解情绪:在出车前,找一个安静的地方坐下来,闭上双眼,做个深呼吸可缓解情绪。

2. 逞强好胜

有的人在开车时逞强好胜,唯恐自己落在别人后面,超越心理表现得非常明显,见窄就钻、见缝就挤、见慢就超,常引来旁边的开车族急刹车,从而诱发事故的发生。

一次,王女士有急事赶路,前面有台面包车偏偏蜗牛爬行般我行我素,她一怒之下超过它,还故意在它前面以更慢的速度挡它几分钟以作报复。谁知,就在这个时候,一个十来岁的女孩正好冲出马路,慌乱中,她紧急刹车……虽然当时是一场虚惊,可是王女士现在仍然心有余悸。

处方:车里挂上"忍"字条幅

逞强好胜用在工作上可创造出辉煌业绩,但千万别用在开车上。开车时要心平气和,既不要开赌气车,也不要开斗气车。有此心理问题的开车族最好在车里挂上条幅,上写"忍"字,中国有一句老话:退一步海阔天空。方便别人的同时,也方便了自己。

3. 宁"美"不屈

刘小姐开车的时间不算长,每次上车她都不愿意系安全带,尽管她知道安全带的重要性,可是每回系上安全带以后,衣服被弄得到处是褶皱,使她在"大众"面前特别尴尬。直到有一次,在高速公路上看到路旁一辆肇事车惨不忍睹的样子,她才被吓出一身冷汗,原来,那辆肇事车的司机没系安全带。

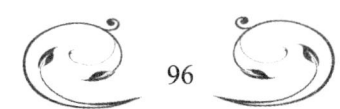

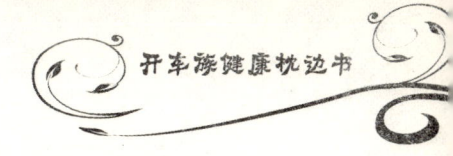

另一位爱美女士马小姐说,她喜欢梳披肩长发,一年四季都梳这种发型。有人劝她开车时把头发盘起来。一头披肩长发会在不知不觉间挡住视线,看不见旁边的来车,如果不断地拢着长发,出现意外情况,肯定应付不了。马小姐明知梳长发有一定的危险性,可她为了自己的美丽,还是没听从劝告。

而谢小姐开车时也有违规现象,比如穿高跟鞋开车,夏天还喜欢穿无带的拖鞋开车,赵小姐承认开车时是有些"不舒服",可她说,穿这样的鞋显得人精神,夏天凉爽。

据统计,年轻的女开车族因为穿高跟鞋不能将刹车踏板踩到底,造成追尾的现象已经屡见不鲜了。实践证明,开车时穿的鞋子鞋底一定要防滑,沾了水的鞋底和拖鞋容易滑脱,是事故的隐患;鞋边儿不要太宽,右脚从油门踏板抬起移到刹车踏板时,较宽的鞋边儿容易蹭在刹车踏板上,可能只有几秒钟,但这几秒钟时间已经足够让你撞上前面的车了。

处方:给"美"量量限度

爱美本无可非议,上面这几位的"美人心态"在现实生活中还是有一些,这些人往往是女性居多。她们爱美的心情完全可以理解,适当地显示自己美丽的一面,是对生活的热爱和追求。但凡事有个度,物极必反,一旦打破了"美的限度",就是祸了。希望年轻的女性以此为戒,放弃可怜的臭美心理,与安全牵手吧。

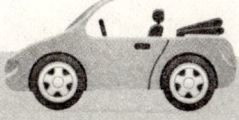

◎温馨提示:当心凉垫不固定

夏天到了,不少开车族给车添置了凉快的坐垫。有一些车主贪图方便,只在原来的驾驶位上加个凉垫,没有固定,在遇到情况需紧急制动时,身体往前的惯性很容易使人从坐椅上滑落,尤其是对于部分不爱系安全带的车主十分危险。

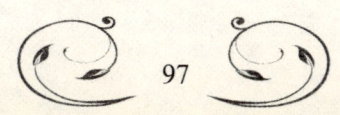

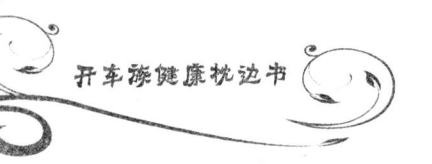

不要让情绪"中暑"

随着气温的"高烧"不退,处于酷暑中的人的情绪也开始躁动起来。研究表明,由于天气炎热而造成开车族的情绪脾气变得更加烦躁,这会直接影响到开车族行车过程中的判断、分析及反应能力。有数据表明,一到炎热的夏天,交通事故要比正常时期多两成左右。为此,天气炎热,开车族要及时调节自己的情绪,不要让自己情绪"中暑"。

高温天气容易使开车族休息不好,进而造成开车族精神不振,加上天气炎热,即便车上有空调,但长时间使用往往会造成空气不流通,且内火容易造成开车族操作失误,也就是平常所说的开车不在状态。如在驾驶过程中总想着不愉快的事情,容易分散精力,对安全行车不利。更有甚者会采取激进的方式来处理驾驶过程中出现的情况,理智分析能力受到抑制,动作自控能力下降,不能正确分析评价自己的行为后果。结果是矛盾激化,小矛盾演化成大矛盾,如强行超车,随意变更车道等,极易引发事故。

高温天气时,车辆相对也容易出现一些故障,反过来也对开车族的心理产生不良的影响。对于街头越来越多的情绪中暑开车族,高温期间一定要调整心情、注意休息,尤其不能疲劳驾驶。开车时最好戴上遮阳镜和遮阳帽,并播放一些轻柔的音乐,心情不佳、身体不适时不要开车。而一旦出现"情绪中暑"症状,尽快通过自我调整摆脱困扰,同时做好预防工作,在平时开车的时候,自我提醒、经常通风、播放音乐,或者干脆避开高温出行,是有效对付情绪"中暑"的方法。当天气炎热、心情烦躁时,开始一定要进行强烈的自我暗示,提醒自己切不可在

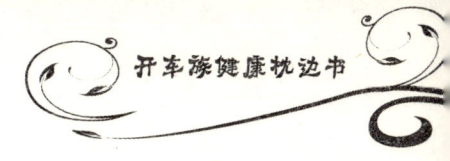

行车过程中意气用事。

因此进入高温季节,首先对车辆进行一次全面的检查,确保车况处于良好的状态;其次开车族要注意休息,保持正常的生活规律;再次是开车族要控制好自己的情绪,确保一坐进驾驶室就能集中精力驾驶,而不被其他事情所干扰。

俗话说"心静自然凉""退一步海阔天空"。开车族在驾驶过程中,一定要控制好自己的情绪,不要因自己的情绪而影响安全行车。一失足成千古恨!

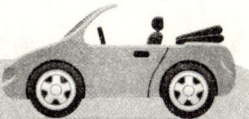

◎ 温馨提示:夏天应控制冷饮

夏季天热,驾驶者出汗较多,常感到心烦口渴,往往想吃冷饮。但如果大量摄入冰淇淋等冷饮,就会造成胃肠道血管的突然收缩,使血流减少,常常引起生理功能紊乱,影响人体对食物的消化,可能造成肚痛、腹泻等消化道疾病。在夏天消暑解渴,选择喝热茶更合适。因为喝热茶可使毛细血管扩张,汗腺舒张,排汗畅快,有益于散发体内热量,而且茶叶中的茶碱还具有利尿作用,排尿时尿液排出增多,也可带走一部分热量。

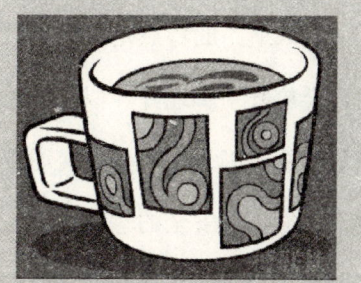

不同道路对开车族的影响

随着经济的发展,高等级公路不断涌现,从而使驾驶成为一种乐趣。当然不会总在高速路上开车,总会遇到不同的路况,如在城市道路上、城郊公路及乡村公路、山区公路等,对开车族的心理也会产生微妙的影响。

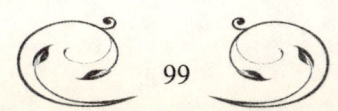

1. 城市道路

城市道路相对平整，交通附属设施齐全。但每个城市有每个城市的交通特点，与当地的经济发展程度有关，从而使开车族的心理有所变化。如在一个生活节奏慢的城市驾驶，开车族的心态会很平和，处于一种放松驾驶的状态。而进入一个节奏快的城市，往往会因为自己原先的节奏跟不上而影响行车，引起开车族的烦躁、不安，往往会盲目地为了跟上别的车而开快车，打乱了自己的行车节奏，从而危及安全行车。相反从节奏快的城市进入节奏慢的城市，往往会仍按自己原先的节奏行车，就会显得格格不入，甚至会产生沾沾自喜的感觉，这对安全行车是非常有害的。所以不管进入怎样的城市，要及时调整好心态，以确保行车安全。

2. 城郊道路

城郊道路的特点是路宽、叉口多。从城市出来的开车族开到城郊的公路上，往往会放开手脚地开，似乎是要将在城市里憋着的气撒出来。其实这种状态是相当危险的。因为叉口多、交通设施的不完善、城郊农民交通安全意识的淡薄等，决定了城郊是安全的危险区，不管怎样，开车族对于安全这根弦是绝不能放松的，不要随着心情的放飞而将车速放飞。所谓乐极生悲是也。

3. 山区公路

山区公路的驾驶对城里人来讲有种新鲜感，但也有些不适应。山区公路的特点是路窄、弯多、上下坡多。这对于开惯了平整道路的城市人来说，往往有个适应过程。在这过程中，开车族的心理会产生微妙的变化。如能适应则心理变化不是很大，如未能及时适应，往往会出现烦躁等心理。加上在山区驾驶，随着海拔

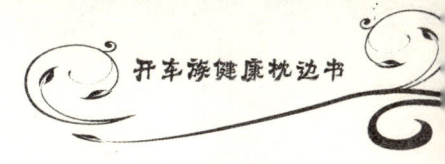

高度的变化开车族生理也会有所变化，生理的变化对心理也将产生一定的影响。此时开车族更应平和心态，调整好自己的状态，尽力去适应山区的特点，从而达到安全行车的目的。

其实在道路上行驶，只要道路的运行条件发生变化，开车族的心理肯定也会随之而有所变化，只是每个人的心态不同，调整的及时与否及调整的力度等，决定了开车族的心理活动。故外出时，对整个线路的运行条件有所了解，做到心中有数，则对开车族的心理调整是有帮助的，从而更利于开车族做好安全行车，体验车辆带给我们的便利。

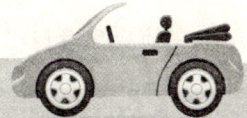

◎**温馨提示：如何消除对复杂道路的恐惧**

教练场的路况与实际道路的情况有着很大的区别，许多新开车者在心理上很难适应，一般都存在着对复杂路况的恐惧心理。特别是行人、非机动车和机动车混行的地方以及闹市区、窄路、交叉路口等处，更是不知如何行驶才好。这时不但心理上特别紧张，而且多会出现操作上的失误，所以在进入复杂路段之前，可以将车停在路边，使自己的紧张心情稍加平静，然后仔细观察前方的路况，若是在市区，最好能参看一下交通地图，熟悉路况后再继续行驶，切不可急躁开车。

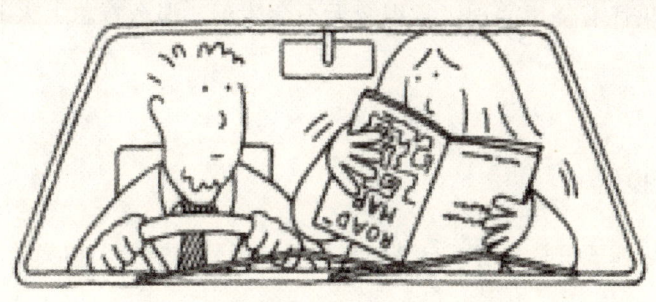

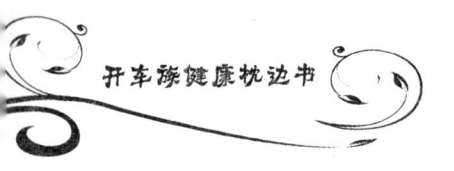

堵车别堵着你的心情

堵车已经成为阻碍城市发展的一个重要难题,而对于我们每一个交通参与者,特别是每天开车上下班的开车族来说,堵车更是一个令人头疼的大问题。

当你穿梭在一望无边的车流中时,看着那始终无法高于 20 千米/小时的车速表,还有不断下降的油表,听着交通广播中不时播出的路况信息,忍受着已经被油门和刹车折磨得酸疼的右腿(手动挡开车族还要忍受着踩离合器的左腿的酸软),心中还要想着自己兜里本已不富裕的汽油钱又在一点点地吃紧,你是否有一种想把车停在路上,换另一种方式回家的冲动?

好啦,无论怎样,车还是你的,既然在路上,就要忍受着堵车的折磨,还是好好想想如何能够在堵车的时候给自己增加些快乐吧!

1. 正视堵车

不要盼望奇迹,指望痛苦的路况会在一夕得到改变。所以出门前,做好要堵车的准备,坦然面对糟糕的路况,要不然就提早出门,或者换轻轨一类的交通工具。如果怀着侥幸心理,觉得今天不会堵车,那么着急上火的情况就会天天出现。

2. 移行换位

塞车时,脑子里总是情不自禁地想象着:迟到的情景、扣奖金的后果等,自然导致烦恼升级。而采用移行换位的方法,设想一些积极的事情,会让头脑放松下来。开车是个熟练工种,对于有一定开车经验的人来说,驾驶已经变成机械化

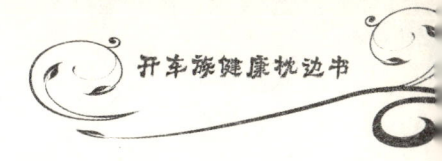

动作,并不太需要大脑的参与,所以在无聊的场合下,天马行空地想些无关紧要的事情,枯燥的时间也就容易打发。

3. 车厢变教室

谁也不愿意看着大好时光白白流失,特别是对于一向忙碌的白领,所以在录音机里放盘学英语的磁带,把堵车时间变成学习时间,跟着磁带念念单词。

4. 打开收音机

如果不想学习,那就听听音乐,来点轻音乐疗法;在交通台播送的段子中,狂笑一阵;收听一下金融行情,把失去的金钱从股票上捞回来。

5. 发发牢骚

用语言来诉说绝对是减压的好方法。每次打车遇到拥堵,乘客都会听到开车的"的哥"对市政规划、桥梁设计、车市行情发表一番宏论,虽然以批评为主,但每次说完都觉得痛快了不少。

6. 制造温馨环境

如果是女性开车族,就在车上搁一瓶保湿喷雾,堵车的时间用来进行简单的脸部保养;或者在车里洒点芳香精油,香气迷漫的环境一定会让心情大有改观。

其实堵车也并非一无是处,通过克服堵车带来的烦躁情绪,可以帮助开车族提高管理焦虑情绪的能力,保持镇静的心理,这种能力同样可以运用到工作、学习以及家庭生活中,作为一个都市人所必须具备的基本能力。

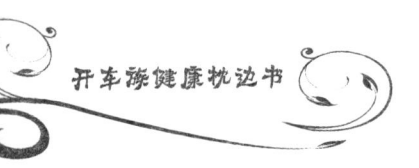
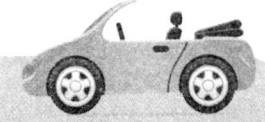

◎温馨提示：做好自我调节，预防"路怒症"

平时挺温和的一个人，一开车就不一样了，遇到堵车骂骂咧咧，被人超车就按喇叭。心理专家认为，如果开车族开车时出现类似情况，可能是得了一种名为"路怒症"的心理疾病，开车族必须意识到这是一种心理障碍，并做一些自我调节。

心理专家表示，"路怒症"属于心理学上的阵发型暴怒障碍。开车族在"路怒症"的左右下，可能出现不遵守交通规则、敌视其他车辆的驾驶行为，将严重恶化道路交通状况，同时，会造成很大的交通事故隐患。

防止"路怒症"最有效的做法就是做好自我调节，开车族要调整好自己的心态，遇到堵车时"退一步海阔天空"，可以听听音乐，或者想一些愉快的事情，尽量让自己的心情平静下来。其次是让心情"慢下来"，每次出行时尽量提早出门，让行车时间更充足，有了时间，在适当情况下还可有意识放慢车速，让自己尽量从容些。

如何克服"驾驶恐惧症"

现代社会迅猛发展，开车族数量越来越多。但同时，城市的严重拥堵，频繁的交通事故，许多人在开车时会出现焦虑和紧张的现象，严重的甚至会达到恐惧、害怕的程度，引起心理病态反映。心理专家指出，"驾驶恐惧症"应接受心理医生治疗。

1. 什么是"驾驶恐惧症"

您有没有这样的经历呢？不敢开车上路，即使在陪练的指导下也内心焦虑紧

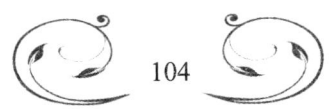

张。因为开着车怕蹭到路边的行人、其他的自行车、机动车。造成内心紧张的难受,手心后背都是冷汗。甚至小腿、大腿因为紧张过度而酸痛不已,眼睛紧盯前方,肩部僵硬。如果您也有上述症状,那么您正是得了"驾驶恐惧症"。

患"驾驶恐惧症"的人在开车时常感到无法消除的巨大恐惧,这种恐惧并非现实中出现的危险状况引起的,一般的说服和宽慰都无法消除。害怕开摩托车、骑自行车和穿滑冰鞋的人也属这类恐惧症患者。

2. "驾驶恐惧症"从何而来

引起"驾驶恐惧症"的原因多种多样。被认可度低、多疑、焦虑、胆小、依赖性强、怀有不信任感和偏执的人容易出现"驾驶恐惧症"。"驾驶恐惧症"也有生理的原因,如患者脑额叶分泌的负责情感控制的化学物质较少,或肾上腺素受体多,后者易引起受惊吓时出现出汗、颤抖、腹疼和失控感觉。

研究表明,患"驾驶恐惧症"的人比普通人出交通事故的概率要大,女性患者约为男性的一倍。

3. 如何快速克服"驾驶恐惧症"

(1)刚开始的时候新手都不敢开车,要锻炼自己的勇气,敢于开车上路,迎难而上才能真正锻炼自己的性格,同时熟练开车的技术。

(2)如果对路况不熟悉,最好有亲人陪伴,如果心理压力也越来越大,要增强自身信心。多多锻炼反应能力以及判断能力。

(3)要增强对距离的判断能力,多给自己留余地,一味避让也有危险。

(4)如果技术确实青涩,不熟练。那么需要培养自己的耐心,将速度拉慢很重要,十次车祸九次快,培养出耐心,开出慢车。

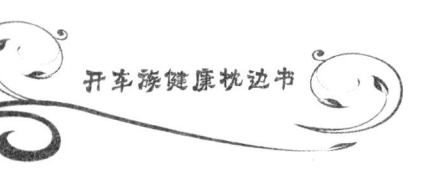

（5）如果对市区人多的地方没有信心，那么可以去人少的专门练习地点多多锻炼，培养信心。有了信心自然能克服"驾驶恐惧症"。

万事开头难，不过慢慢都会好的。新手怎么啦！谁不是新手过来的。不过多多练习，端正思想，建立目标很重要，除此以外还是细心为上。只要多联系周围情况，耐下心，多观察，快速克服"驾驶恐惧症"不是梦。

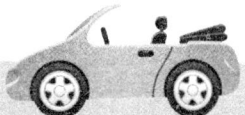

◎ 温馨提示：消除对车辆故障的恐惧

对车辆故障的恐惧也是不少新开车族常有的一种不良心理，只要开车出行就担心自己车辆会出现故障。因为自己对修车技术一窍不通，一旦出现机器故障不知如何是好。一般情况下，只要在出车前对车辆进行一下检查，没有发现毛病，行驶中出现突发故障的可能性很小。即使突然出现了故障也不必紧张，可停车求助或求助于附近的修理厂帮助修理。而带着不良心理开车反而会分散开车注意力，容易出现操作失误。

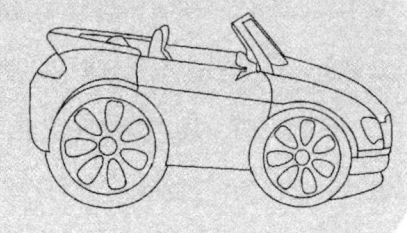

减压疗法熄灭怒火

虽然痛苦的负面情绪——生气、悲痛、挫折、恐惧，或多或少渗入甚至主宰了开车族们的日常生活，但让生活保持完整并不像想象中那么难。下面介绍的10种自我减压疗法包括了人际关系的维系、不同事物的体验、健康身体的保持和简单娱乐享受等，它们将帮助大家面对困境，拥有更积极面对生命的原动力，对开车族的安全开车有很大的帮助。

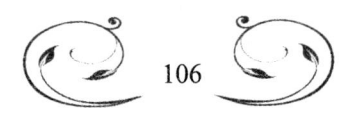

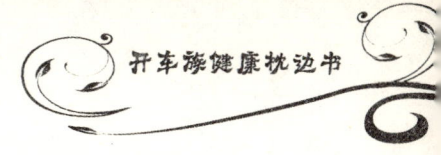

1. 按摩穴位

当一个人面对压力时，可能会毫无理由地觉得心情郁闷，不管做什么事，都无法快乐起来。这个时候，通过按摩不同的治疗穴位，可以消除压力，促进内脏功能，让身体重新展现活力。

2. 培养兴趣

如果一个人长期面对过重的压力，健康会受到影响，包括心脏功能减弱、手脚麻痹、头痛、失眠、呼吸困难等。其中一个减压的方法是，培养自己的兴趣，或进行自己喜欢的运动，让自己完全脱离造成压力的源头。

3. 忙中偷闲

若常常出现头痛、晚上无法入睡等症状，那可能就是压力过重。工作时要适当地休息，例如每隔一段时间离开自己的座位去倒杯水，或上洗手间。

4. 减压食疗

如柴胡排骨番茄汤，该汤的功效是疏肝解郁，消除疲劳。对于压力大、情绪低潮的人来说，适合每星期饮用一次。

5. 做深呼吸

在发现自己承受着压力时，不妨深呼吸，或者向专业医生咨询有助于减压的方法。

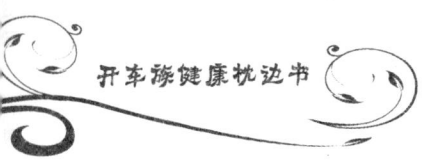

6. 断绝"压力源"

如果环境的噪声或污染是造成压力的源头,那就得设法去改善这些恶劣的环境。

7. 户外走动

无论在家、工作,或者逛街,大家多数时候都在户内。自然光照得不够,会让大家的身体失去节奏,承担压力的能力越来越差。

因此,当你感觉到有压力时,多到户外走动,即使天气不怎么好,也要坚持。

8. 印度滴油

印度滴油对解除压力、鼻子敏感和长期失眠很有帮助。

把温热的香精油,盛在尖嘴壶里,悬在平躺在床的人的额头上端。壶里的香精油慢慢地滴在额头,让人感觉头皮暖暖油油的,原本沉重的头部就会奇妙地变得轻松多了,慢慢会进入睡眠状态。

这种传统疗法的原理是:人的额头有一个盛装压力的穴位,通过温油,让紧绷的头皮放松,累积的毒素和污垢排出,压力自然随着解放了出来。

9. 香精水疗法

忙碌了一整天,晚上回到家里,可以在洗澡水里加入熏衣草、玫瑰、香水树、天竺葵等,具有镇静身心作用的芳香精油,有助于舒缓压力。

香精水疗法应用水的温度、水流的压力、浮力和气泡群相互撞击所产生的"天然超音波能量",在水中按摩肌肉,使血管扩张,促进血液循环,消除疲劳。

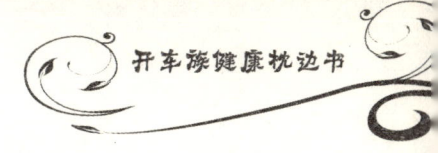

10. 颜色减压

对付压力的一个方法是让自己多接近令人平静的颜色，例如绿色和蓝色。这些颜色可以用在穿的衣服以及家的墙壁或摆设上。

在压力期间，应避免红色，因为它会让情绪更加低沉。

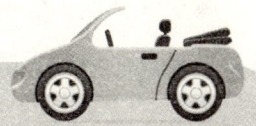

◎**温馨提示：有效预防和消除心理疲劳的方法**

首先要有自我保护意识，爱惜自己、重视自己。

其次是不要压抑自己的情绪，开怀大笑是消除疲劳的最好方法，也是一种愉快的发泄方式。

不要同时想做许多事情，这是引起紧张、匆忙、焦虑不安的一个重要原因。

不要害怕承认自己的能力有限，学会在适当的时候对一些人说"不"。

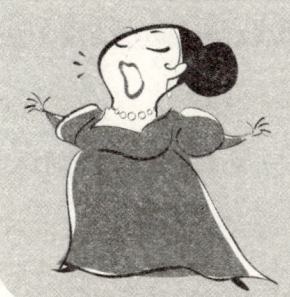

在持续一天的辛劳后，应及时放松自己的神经。不要把不良情绪带回家，也不要让紧张情绪影响自己的休息和睡眠。

如果出现严重的心理及精神障碍或各类身心疾病时，应及时找心理医生咨询或到正规医院就诊。

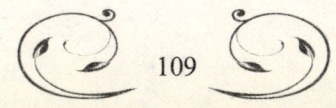

"心情食物"吃出好心情

开车族都知道良好的饮食有益健康，但是很多人都不知道饮食与心情也息息相关。每个人的喜怒哀乐来源于大脑产生的某些物质的多少，而某些食物恰恰能够减少或增加这些物质，从而直接影响人的情绪。此外，食物的香味、口感和烹调方式都能使人在吃东西时产生愉悦感。

1. 食物刺激神经传递

在吃下这些"心情食物"约30分钟后，开车族朋友会有愉快、精力更集中、压力减小等感觉。这是因为大部分神经传递素，即在神经末梢释放，负责向大脑传递信息的物质。是因食物中存在的一种基本成分而产生的，这种成分就是氨基酸。

鸡蛋、动物肝脏、巧克力、鸡肉、鱼肉、通心粉、米饭及乳制品等食物中含有的苯基氨酸及核桃、香蕉、芒果、通心粉及火腿等食物中含有的酪氨酸是神经传递素形成的基础。

橙子、猕猴桃及一些富含维生素C的热带水果中含有的去甲状肾上腺素能缓解机体在紧张情况下产生的压力。适量饮茶和喝咖啡也能达到这种效果。

香蕉、干果、牛奶、奶酪、通心粉及豆制品等食物中含有的色氨酸有助于血液中的复合氨的产生，而复合氨是愉快心情的传导物质。

奶酪中含有的多巴胺能够调节人体肾上腺素的分泌，并在人害怕和紧张时起到干预作用。

2. 让人放松的食物

研究证明，吃东西时带来的愉悦感是在食物的口感和香味的综合作用下产生的。根据香味抵达嗅觉接收系统的不同路径，闻到气味有两种方式。闻到香味选择的路径不同，大脑活跃的区域也会不同。

当食物的香味通过鼻子传递时，大脑会将其识别为可以产生但还未产生愉悦的物质。而当香味通过嘴巴传递时，大脑会接收到愉悦和满足等信号。

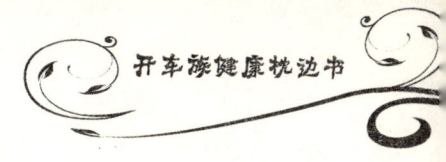

紧张和大家所吃的食物有着直接的关系。干果和蔬菜可以补充人体长期处于焦虑状态时细胞内流失或缺少的镁。

尽管不能被确切地称为放松食物，但的确存在一些能够帮助机体保持冷静，从而促进神经细胞良好运行的营养物质。例如高蛋白低脂肪、富含氨基酸的火鸡肉就能够增加人的活力，并能够提高人体的抗压能力。

还有一些烹调方式比其他烹调方式更能让人放松下来。以水果为例，原汁原味的水果或果汁非常适合作为充满活力的一天开始，而经过烹调或在糖水里煮过的水果则是那些容易紧张或有睡眠问题的人晚饭后的最佳甜点。

在感到特别紧张的日子里，没有比在早餐中加入奶酪、酸奶或牛奶等富含蛋白质的物质更有效的方法了。

此外，应该避免大量食用如辣椒、咖啡、醋、海贝等容易让人产生紧张的食物。

除了食物本身，关注与食物有关的其他方面也非常重要，其中最关键的是不管在什么环境下用餐，都应改掉狼吞虎咽的坏习惯。

3. 让人打起精神的食物

色氨酸是对人的情绪和精神状态起到重要作用的氨基酸之一，它与平缓或振奋人精神的肾上腺素息息相关。全麦面包是有助于提高大脑色氨酸水平的营养食物之一，最好是单独或在食用富含蛋白质的肉或奶酪前食用全麦面包切片，这样能够使色氨酸先于其他氨基酸到达大脑。

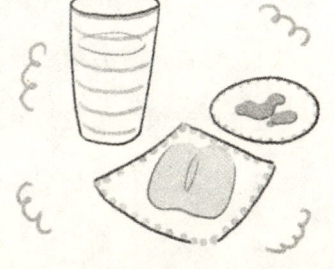

可可是促进肾上腺素分泌的重要食物，因此巧克力是人需要振奋精神时的首选。

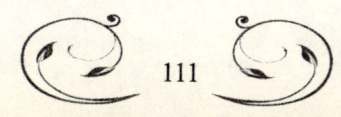

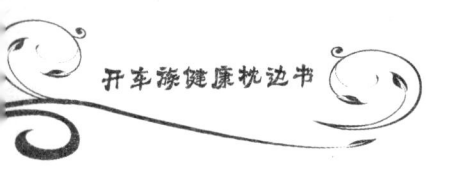
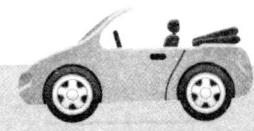

◎温馨提示：自驾车旅行的心理准备

自驾远行，需要合适的车、合适的旅伴、适当的装备，及时了解最新的道路情况，等等。但最重要的，始终是充分的心理准备。永远不要全凭一时冲动便匆忙上路，造成很多不便甚至危险。

首先，永远要有"安全第一"的意识。这里的安全，包括道路和治安两方面。其次要对可能发生的困难有心理准备。此外还有很多因素可能成为旅行的"拦路虎"，比如坏天气、疾病等。我们要做的是在正视困难的前提下，相信自己应对途中突发事件及完成旅行的能力——就是所谓的"战略上藐视敌人，战术上重视敌人"。旅行可以改变一个人。习惯了在天宽地阔的环境中跋涉的人们，会更加宽容、坚忍。当旅途中所有的豪迈和激越尘埃落定后，心灵的平和宁静，才是你从旅行当中得到的最大财富。

附录1：测测你有没有超越心理

超越心理是开车人为了抢时间，争先恐后，超越心理表现非常明显，见空就钻、见缝就挤、见慢就超，经常会引来旁边的驾车人急刹车，从而引发事故。想知道自己是否有超越心理，请回答下面的问题：

1. 你说话时会刻意加重关键字的语气吗？（是）（不是）

2. 你吃饭和走路都很急促吗？（是）（不是）

3. 你认为孩子自幼就该养成与人竞争的习惯吗？（是）（不是）

4. 别人慢条斯理地做事，你会感到不耐烦吗？（是）（不是）

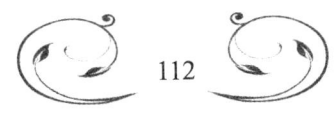

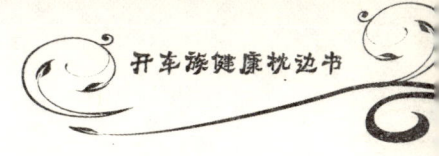

5．别人向你解说事情时，你会催促他赶快说完吗？（是）（不是）

6．路上塞车或餐馆排队，你会感到生气吗？（是）（不是）

7．你会一边吃饭一边写笔记吗？（是）（不是）

8．聆听别人谈话时，你会一直想你自己的问题吗？（是）（不是）

9．你会在休假之前先赶完预定的一切工作吗？（是）（不是）

10．与别人闲谈时，你总是提到自己关心的事情吗？（是）（不是）

11．如果停下工作休息一会，你会觉得是浪费时间吗？（是）（不是）

12．你是否全心投入工作而无暇欣赏周围的美景？（是）（不是）

13．你是否宁可务实而不愿从事创新或改革的事？（是）（不是）

14．你是否尝试在时间限制内做出更多的事？（是）（不是）

15．与别人有约时，你是否绝对遵守时间？（是）（不是）

16．表达意见时，你是否握紧拳头以加强语气？（是）（不是）

17．你是否有信心再提升你的工作业绩？（是）（不是）

18．你是否有一些事情等着你立刻去完成？（是）（不是）

19．你是否对自己的工作效率一直不满意？（是）（不是）

20．你是否觉得与人竞争时非赢不可？（是）（不是）

21．你是否经常打断别人的话？（是）（不是）

22．见别人迟到时，你是否会生气？（是）（不是）

23．进餐时，你是否一吃完就立刻离席？（是）（不是）

24．你是否经常有匆匆忙忙的感觉？（是）（不是）

25．你是否对自己近来的表现不满意？（是）（不是）

如果您的答案中有50%以上是"是"，表示您可能有超越的心理，需要注意！

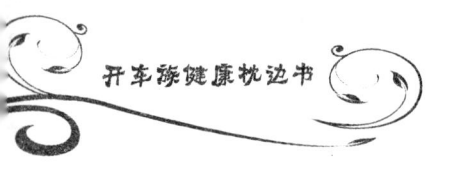

附录2：测测你有没有挫折心理

每一位开车人在日常生活中都会遇到各种各样不顺心的事，而每一位开车人对挫折的心理承受能力又不相同，一旦开车人所承受的这种心理压力超越了他所能承受的范围，就会出现思绪紊乱的心理状态，从而导致注意力不集中，只会是机械地、无意识地开车，此时若遇到危险情况就很难避让了。

想知道自己是否能承受挫折，请回答下面的问题：

1. 当碰到会令人焦虑的事情，你会：

    A．无法工作。

    B．没有影响。

2. 当遇到强劲的工作对手时，你会：

    A．以情感主导自己。

    B．控制情感不表露于外。

3. 当失意时，你会：

    A．采取放弃的态度。

    B．从头开始。

4. 当事业不顺时，你会：

    A．不能集中精神去做所有事情。

    B．静思己过，找出答案。

5. 工作太多以致非常疲劳时，你会：

    A．不能思考，完全停止工作。

B．继续死顶。

6．当处于下风时，你会：

A．由他继续处于下风。

B．克服困境，勇往直前。

7．遇到难题难以解决时，你会：

A．灰心失意。

B．全力以赴。

8．遇到自己不喜欢或难以解决的事情，你会：

A．拒绝去做。

B．想办法找人帮手。

9．遇到人生大挫折时，你会：

A．完完全全失去信心，无法爬起来。

B．从谷底一步一步爬上来。

10．你有承受挫折的能力吗？

A．没有。

B．有。

评分标准：选 A 得 1 分，选 B 得 0 分。

结果分析：

得分在 6 分以上，表示你所承受挫折的能力较低。

6 分以上者，应该锻炼一下自己的意志力，多汲取前人的失败经验，并向一些意志坚强的朋友多多学习，在遇到挫折时，多请教别人，又或者透过心理治疗找出面对挫折或是提升意志力的方法。

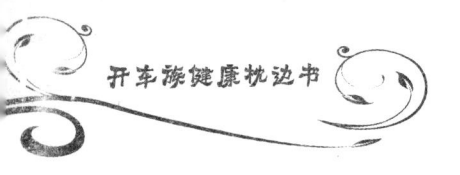

第五章 疾病防治：助你远离驾驶病

近几年，随着开车族的不断增多，浑身不舒服的"驾驶病"患者也越来越多。据调查，80%以上开车族的健康状况令人担忧，他们都不同程度地患有颈椎病、肩周炎、骨质增生、坐骨神经痛等多种疾病。这些疾病与他们的驾驶习惯和不良生活方式有关，如久坐、紧张、疲劳、睡眠不足、饮食无规律等。那么，如何才能避免这些疾病，做个健康快乐的开车族呢？

不可忽视的颈椎病

开车族在开车的时候，长时间一个姿势，而且眼睛盯牢前方，脖子挺直，容易导致颈部肌肉痉挛，发生颈椎微错位，压迫、刺激神经，出现头部、肩部、上肢等处疼痛、发胀，开车时间越长，得颈椎病的概率越高。

要防止颈椎病的发生，开车时要保持体位正确，多运动。平时多活动活动脖子。一般连续开车一个小时，需要有意识地去活动脖子。等红灯时，头部向左、向右旋转各十余次。这里还特别介绍六式颈椎保健操，以供大家在平时练习。

1. 前俯后仰

做操前，先自然站立，双目平视，双脚略分开，与两肩平行，然后双手叉腰。动作时先抬头后仰，同时吸气，双眼望天，停留片刻；然后缓慢向前胸部位低头，

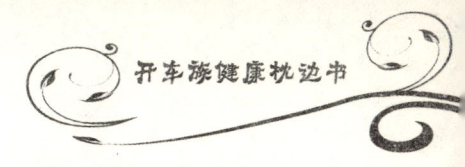

同时呼气，双眼看地。做此动作时，要闭口，使下颌尽量紧贴前胸，停留片刻后，再上下反复做四次。动作要旨是：舒展、轻松、缓慢，以不感到难受为宜。

2. 举臂转身

做操前，先自然站立，双目平视，双脚略分开，与肩同宽，双手自然下垂。动作时先举右臂，手掌向下，抬头目视手心，身体慢慢转向左侧，停留片刻。在转身时，要注意脚跟转动45度，身体重心向前倾，然后身体再转向右后侧，旋转时要慢慢吸气，回转时慢慢呼气，整个动作要缓慢、协调。转动颈、腰部时，要尽量转到不能转为止，停留片刻，回到自然式后，再换左臂。而换左臂时，放下的手要沿耳根慢慢压下，换好手臂后同样再做，来回反复做两次。

3. 左右旋转

做操前，先自然站立，双目平视，双脚略分开，与肩平行，双手叉腰。动作时先将头部缓慢转向左侧，同时吸气于胸，让右侧颈部伸直后，停留片刻，再缓慢转向左侧，同时呼气，让左边颈部伸直后，停留片刻。这样反复交替做四次。要注意的是，整套动作要轻松、舒展，以不感到头晕为宜。

4. 提肩缩颈

做操前，先自然站立，双目平视，双脚略分开，与肩平行，双手自然下垂。动作时双肩慢慢提起，颈部尽量往下缩，停留片刻后，双肩慢慢放松地放下，头颈自然伸出，还原自然，然后再将双肩用力往下沉，头颈部向上拔伸，停留片刻后，双肩放松，并自然呼气。注意在缩伸颈的同时要慢慢吸气，停留时要憋气，松肩时要尽量使肩、颈部放松。回到自然式后，再反复做四次。

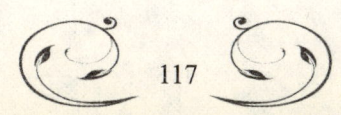

5. 左右摆动

做操前，先自然站立，双目平视，双脚略分开，与肩平行，双手叉腰。动作时头部缓缓向左肩倾斜，使左耳贴于左肩，停留片刻后，头部返回中位；然后再向右肩倾斜，右耳贴于右肩，停留片刻后，头部返回中位；然后再向右肩倾斜，同样右耳要贴近右肩，停留片刻后，再回到中位。这样左右摆动反复做四次，在头部摆动时需吸气，回到中位时慢慢呼气，做操时双肩、颈部要尽量放松，动作以慢而稳为佳。

6. 波浪屈伸

做操前，先自然站立，双目平视，双腿略分开，与肩平行，双手自然下垂。动作时下颌往下前方波浪式屈伸，在做该动作时，下颌尽量贴近前胸，双肩扛起，下颌慢慢屈起，胸部前挺，双肩往后上下慢慢运动。下颌屈伸时要慢慢吸气，抬头还原时慢慢呼气，双肩放松，做两次停留片刻；然后再倒过来做下颌伸屈运动，由上往下时吸气，还原时呼气，做两次，正反各练两次。

> **◎温馨提示：急性颈扭伤的预防**
>
> 预防急性颈扭伤，要避免突然和强行、过度扭转头颈部，倒车时尽量用反光镜观察车后情况；若确需扭头时，首先应适当调整坐姿，以使颈部不致过度扭转，连续扭头时间不宜过长；平时开车时应避免紧急制动及突然加速，以防头颈部与躯干移动速度不一致而产生颈部肌肉痉挛。

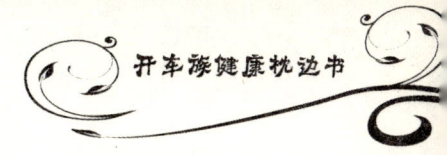

别让腰背痛"缠"上你

开着小轿车，奔驰在繁华街道上，这是现在很多城市人的生活写照。开车带给他们的，是出行的便利和自由。但是，这种便利也是一把"双刃剑"，对开车族来说，时间长了，常常被腰背痛"缠"上。这主要是由于长时间开车不仅会使人产生疲劳，还能引起疾病，以脊柱骨骼、消化和心血管三大系统疾病多见，特别是腰背疼痛最常见。经常以车代步、久坐不动的开车族，如果不加强运动，腰背肌力量薄弱，久之就会引起腰椎变形，常见症状有腰背疼痛、无力、麻木。

作为开车族，无论目前是否有腰背疼痛的症状，都应该防患于未然，及早预防。首先，观察自己的驾驶姿势，当脊柱处于自然中立的位置时是最健康的。不良的驾驶姿势，如低头垂肩地坐在椅子上、俯身趴在转向盘上，都会使脊柱偏离正常位置，将过多的压力压在腰背部肌肉上。

开车族在开车过程中应尽量保证良好的姿势，确保腰椎受力适度。那么，怎样才算是良好的开车姿势呢？开车时双眼平视，座椅的靠背向后微倾，坐垫略向前翘起。臀部置于坐垫和靠背的夹角中，以在操作时不向前移为宜；给腰背部以支撑另一种帮助保持良好姿势的方法就是：驾驶时将一个小枕头或者靠垫放在背下部的拱柱中，这可以为背下部提供支撑，减轻对肌肉的过多压力。尤其当开车族长距离行车时，记着给自己垫个腰枕，并经常变换靠背的角度。

同时，要尽量减少振动，开车族腰背疼痛产生的重要原因在于汽车产生的振动，应避免旧车"超期服役"，及时更换陈旧、磨损的零部件，对汽车定期维修和

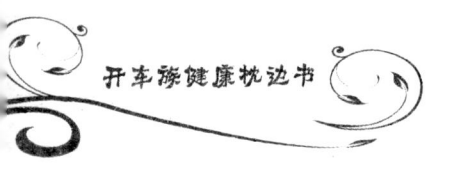

保养。

另外，持续开车期间要多一些间歇性休息，一次开车时间一般不宜过长，否则身心疲惫，既影响行车安全，又会危害健康。在开车过程中，一般每隔两小时可停车休息，走出驾驶室，向前紧握着双手，蹲下身体，把双臂放在膝盖上，维持几分钟。如果开车时间长，可以重复多做几次，让肌肉放松。这样可以帮助肌肉消除疲劳并起到复原作用，从而也可减少振动对腰背部带来的危害。

在这，保健专家还特意给开车族介绍以下几招，不妨试试，能缓解腰背痛，让您慢慢做个健康的"开车族"。

1. 按摩腰眼

预备姿势：座位与立位均可，两手掌对搓发热以后，紧按腰眼。

动作：用力向下推摩到尾骶部，然后再向上推回到背部，重复用按摩手法推36次。

作用：本姿势包含自我按摩的作用，可放松腰部肌肉，久练可防治各种腰痛，增强肾脏机能。

2. 风摆荷叶

预备姿势：两脚开立，比肩稍宽，两手叉腰，拇指在前。

动作：第一步，腰部自左向前、右、后做圆周回旋运动；第二步，改位腰部自右向前、左、后回旋，两腿始终伸直，膝部勿屈，两手托护腰部，不要太用劲。回旋的圈子要逐渐增大，上体伸直。

作用：防止腰部各种原因引起的腰功能活动受限。

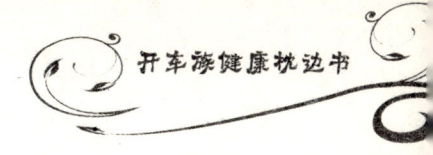

3. 俯卧背伸

预备姿势：俯卧，头转向一侧。

动作：第一步，两腿交替向后做过伸运动；第二步，两腿同时做过伸运动；第三步，两腿不动，上身躯体向后背伸；第四步，上身与两腿同时背伸。还原，自然呼吸。

作用：本姿势是卧位腰背功锻炼的最基本动作。对胸腰椎骨折、腰椎间盘突出、腰肌劳损病人的腰痛后遗症的防治起重要作用，最好在伤后早期就开始锻炼。

4. 仰卧架桥

预备姿势：仰卧以两手叉腰做支撑点，两腿半屈膝成90度，脚掌放于床上。

动作：挺起躯干时，以头后枕部及两肘支撑上半身，两脚支撑下半身，成半拱桥形，当挺起躯干架桥时，膝部稍向两边分开，速度要缓慢，初期做4～6次即可。

作用：配合上势能加强腰、背及腹部肌肉力量的锻炼。有助于解除损伤、劳损、风湿所致的腰背痛。

◎ **温馨提示：健康座椅需关注**

买车一定要注意座椅是否良好，是否能使背部获得良好的支撑。开车时，座位与方向盘的高度不协调将会引起腰背痛。这时要保持座椅向前移在一个合适的倾斜角度上，使膝盖能高过臀部，同时右脚不能完全伸展才是正确位置。开长途车时，要适当变换座椅的形态，适时下车活动下筋骨。

车内环境也可以影响腰与背，不要把驾驶室的温度调得太低，冷气对于患有腰椎间盘突出症的司机来说更容易诱发腰痛。

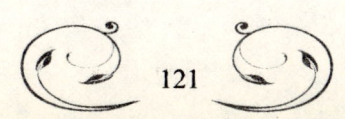

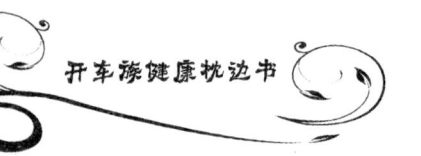

自我防护，远离肩周炎

肩周炎是开车族的一种最常见"职业病"，尤其是40岁以上的开车族。开车族患肩周炎后由于肩关节疼痛和活动受限，不能灵活准确地进行驾驶操作，容易发生不安全情况。因此，开车族一旦发生肩周炎，应尽早治疗。

发病初期，肩部疼痛难忍，夜间尤甚，而且肩关节功能活动受到限制。许多人胳膊抬不起来，伸展不开，穿衣、梳头、提裤等日常动作都十分困难。时间一长，炎性物质会把肩周围的肌肉、肌腱和滑囊粘住，肩膀完全不能活动，最后造成废用，丧失功能。

那么，年龄较大的开车族为何容易发生肩周炎呢？那是与遭受风寒侵袭有关。盛夏时节，热浪袭人，有些开车族，特别是开长途汽车的开车族，往往是赤膊上阵。一些人还把胳膊伸出窗外，肩膀长时间受到风吹，久而久之，就得了肩周炎，而且一般都在左肩。还有一种情况，盛夏暑热难熬，睡觉时露着肩膀，加上电风扇、空调的冷风较长时间吹拂肩部，这样也容易得肩周炎。而这种肩周炎，可能是左肩，也可能是右肩。一旦发现肩周炎，应早期治疗。一般来说，只要是坚持用药，再结合针灸、按摩、理疗，好起来还是很快的。如果在医生的指导下，病人能通过自我锻炼，一个月就能痊愈，照样还能开车。不过，以后应注意肩部的保护，否则容易旧病复发。

对开车族来说，防治肩周炎的秘诀在于功能性锻炼，若能常常锻炼，坚持功能锻炼，防治效果会相当不错。例如做徒手体操，做肩关节三个轴向活动，用健肢带动患肢进行练习；做器械体操，利用体操棒、哑铃、肩关节综合练习器等进

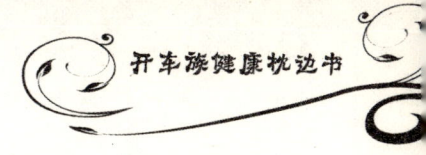

行锻炼；做下垂摆动练习，躯体前屈，使肩关节周围肌腱放松，然后做内外、前后、绕臂摆动练习，幅度可逐渐加大，直至手指出现发胀或麻木为止。这里为广大开车族介绍肩周炎的八种自我防治动作。

1. 屈肘甩手

背部靠墙站立，或仰卧在床上，上臂贴身、屈肘，以肘点为支点，进行外旋活动。

2. 手指爬墙

面对墙壁站立，用患侧手指沿墙缓缓向上爬动，使上肢尽量高举，到最大限度，在墙上作一记号，然后再徐徐向下回原处，反复进行，逐渐增加高度。

3. 体后拉手

自然站立，在患侧上肢内旋并向后伸的姿势下，将侧手拉患侧手或腕部，逐步拉向健侧并向上牵拉。

4. 展臂站立

上肢自然下垂，双臂伸直，手心向下缓缓外展，向上用力抬起，到最大限度后停 10 分钟，然后回原处，反复进行。

5. 后伸摸棘

自然站立，在患侧上肢内旋并向后伸的姿势下，屈肘、屈腕，中指指腹触摸脊柱棘突，由下逐渐向上至最大限度后保持不动，两分钟后再缓缓向下回原处，反复进行，逐渐增加高度。

6. 梳头

站立或仰卧均可，患侧肘屈曲，前臂向前向上（掌心向上），尽量用肘部擦额部，即擦汗动作。

7. 头枕双手

处仰卧位，两手十指交叉，掌心向上，放在头后部（枕部），先使两肘尽量内收，然后再尽量外展。

8. 旋肩

站立，患肢自然下垂，肘部伸直，患臂由前向上、向后划圈，幅度由小到大，反复数遍。

要提醒广大开车族朋友们的是，以上八种动作不必每次都做完，可以根据个人的具体情况选择交替锻炼，每天3～5次，一般每个动作做30次左右，多者不限，只要持之以恒，对肩周炎的防治会大有益处的。

从中医角度来看，中国传统的脏腑经络理论认为：人体患肩周炎病的外部因素为风、湿、寒、火、毒侵入机体而致，中医防治肩周炎的方法就是拔罐。

拔罐可以使身体的物质代谢加快，刺激各个器官，增强其活动功能，提高机体的抵抗力，促进机体恢复机能，使疾病逐渐痊愈。

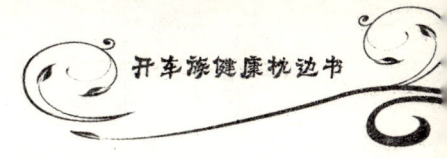

◎**温馨提示：肩周炎的饮食有讲究**

专家表示，肩周炎患者应有针对性地选择与调节饮食的品种、质量，以促进人体疾病治疗、身心康复。肩周炎患者饮用白酒，少饮有活血舒筋、祛寒健胃、振奋神情的功效；多饮则使人醉倒，呕吐害胃，伤神损精。白酒可用于活血舒筋、御寒佐餐，提神解闷，凡素有心悸、心痛、眩晕、胁痛、胃痛或发热、自汗者，均应慎饮或不饮。平常不会饮酒者，以不饮白酒为宜。素有饮酒习惯者，也宜少量佐餐饮之，不宜空腹饮酒。

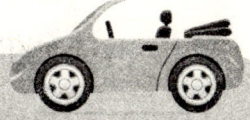

恼人的疼痛——腰椎间盘突出症

腰椎间盘突出症是指腰椎间盘发生退行性变以后，在外力作用下，纤维环部分或全部破裂，连同髓核一并向外膨出。刺激或压迫神经根、血管或脊髓等组织所引起的腰痛，并伴有坐骨神经放射痛等症状为特征的一种病变椎间盘组织。

座椅和坐姿仍是开车族患病的主要原因。不过，腰椎间盘突出症还与汽车本身的减震有关系。汽车减震如果不好，就会加剧车辆的颠簸程度。产生的颠簸会使椎间盘受到的应力增加，同时腰椎就要承受一定的压力，压力的增大就会使椎间盘因变形而产生病变，很容易患上"腰椎间盘突出症""腰椎管狭窄"等疾病。

那么，对于开车族来说，采取什么措施能预防腰椎间盘突出症的发生呢？请注意以下几点：

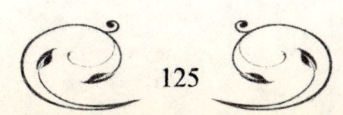

1. 恰当地移动座位

应把座位适当地移向方向盘,使方向盘在不影响转向的情况下尽量靠近胸前,同时靠背后倾角度以 100 度为宜,不要使后倾角度太大,并调整座位与方向盘之间的高度。座位过低,双肩会有上耸的感觉,过高则易使腰椎过度过伸,增加了腰部的负荷,诱发腰椎间盘突出症。

2. 开车时间不宜过长

需尽量避免连续开车超过一小时。需要长时间开车时,宜中途停车休息 5~10 分钟,走出驾驶室,到外面稍微活动一下,做一些腰部的活动保健体操。为了预防颈部的疲劳,还可同时做一些颈部活动保健体操,这样可在很大程度上避免或减轻颈腰部疲劳引起的颈腰痛。

3. 加强腰背肌肉锻炼

对开车族来说,坐的时间较长而活动少,预防腰痛最主要的措施是加强自身保护,即加强颈腰部肌肉的功能锻炼。每天定期或休息时进行颈腰背部肌肉功能锻炼,尤其强调非负重状态下的腰背肌功能锻炼,如"燕子飞""五点式"等。一些体育运动,如:游泳、健美操等可以锻炼腰背肌肉,做俯卧位时头、腿脚和手臂都尽量往上抬高,一起一落为一节拍,每次锻炼 4 个 8 拍,每天 1~2 次。如果有条件,经常游泳是锻炼腰椎、预防腰椎间盘突出症的最好方式,游泳适合任何年龄段的人群,而且是非负重活动,运动量大,不易疲劳,不容易引起意外损伤,还可以缓解精神压力。

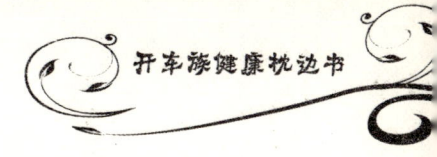

4. 驾驶室的温度要适宜

现代许多汽车中都配有空调,给开车族们创造了一个凉爽的环境,但凉气对患有腰椎间盘突出症的开车族来说又属于"风寒"之邪,容易诱发腰痛。因此,尽量不要把驾驶室的温度调得太低,同时还要注意与驾驶室外的温度变化,谨防感冒。

5. 车底修理时双腿屈曲起来

汽车发生故障,需要钻到车底修理时,如始终绷着下肢,就会使腰部过度后伸,工作时间一长,易发生腰部肌肉劳损现象。因此,在车底修理时,应把双腿屈曲起来,减轻腰部负担。

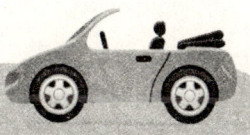

◎温馨提示:腰腿痛者的自我保健操

由腰椎间盘突出症引起的腰腿痛者不妨每天做1~2次家庭自我保健操。

(1)俯卧位,平卧在硬板床上,做好预备动作。

(2)俯卧位,用双肘关节撑起坚持3分钟,然后复原修整1分钟,重复6~8次。

(3)俯卧位,用双手撑起,肘关节伸直,坚持3分钟后复原1分钟,重复6~8次。每次可加用深呼吸法,吸一口气,然后吐气,吐尽为止。此时会感觉腰部下沉,使腰椎尽量恢复到原来的正常生理曲度。

(4)利用家中的熨衣板或木板,再加一条安全带或强力皮带,牢牢束住腰部。俯卧位,用双手撑起,坚持3分钟后复原,反复6~8次。

(5)俯卧,腹下放一个枕头,双手扣紧于背后,将双腿、头部和肩膀尽量提起，坚持1秒钟后，然后放下松弛，重复6~8次。

（6）放松动作。做完上述练习后，做一下屈曲膝关节的动作。以正确坐姿休息片刻，即坐在硬椅子上，臀部紧靠椅背根部，若有条件最好是在椅背中央放置一个圆柱形靠背，肩胛骨尽量紧靠椅背，双腿自然放松。

（7）站立伸展。直立，双脚微微分开，手放腰背部，四指并拢。手指向后，以双手作支柱，尽量将腰以上身躯向后弯，双膝要保持挺直。维持一两秒钟，然后回到开始位置。每次重复练习时，尽量尝试将上半身弯得比前一次更后、更弯，以达到最大可能的伸展度。

开车谨防"震动病"

随着我国家庭汽车的普及，越来越多人的生活全部依赖汽车。汽车方向盘是控制和调整车辆行驶方向的关键，是维护人们生命安全的重要保证，然而，如果使用方向盘的方法不当，也会对人体健康造成一定损害。对此，有关医学专家提醒开车族朋友，谨防方向盘引发震动病。

医学专家介绍，许多开车族喜欢赤手握着方向盘开车，主要是为了图方便省事，然而，这种长期养成的错误习惯会有损人们的身体健康。科学研究证明，汽车在发动或行驶中都会引起不同程度的震动，长期驾驶汽车的人由于受震动影响致使神经系统功能下降，如条件反射受到抑制，神经末梢受损，震动觉、痛觉功能明显减退等，对环境温度变化的适应能力降低，震动还使手掌多汗、指甲松脆，震动过强时，开车族会感到手臂肌肉痉挛、萎缩，引起骨关节的改变，出现了脱钙、局限性骨质增生或变形性关节炎。强烈的震动和噪音长期刺激人体，会使植

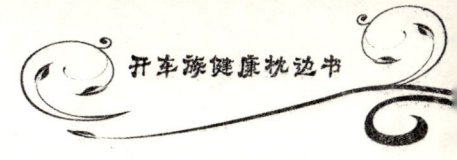

物神经功能紊乱，出现恶心、失眠等症状。女性开车族长期受震动后，还会出现月经失调、痛经、子宫脱垂等病症，医学上通常将这类因震动引起的疾病称为"震动病"。

为了预防震动病，必须认真保养好减振器，使其始终保持良好的工作状态，并正确使用轮胎花纹；在驾驶车辆时应平顺柔和，避免野蛮操作；将驾驶座位调整至适当的位置，最好在座位靠背上装配富有弹性的垫子，以起到分散振动冲击的作用；在握方向盘时用力要适度，最好戴上手套，使手掌与汽车的接触成为间接接触，以缓冲振动的作用和刺激。

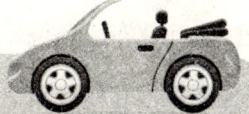

◎温馨提示：开车族戴手套有讲究

开车戴手套是一件必要的事情，那么是不是什么手套都可以戴呢？当然不是。大多数装饰性的女士手套都不适合开车的时候佩戴，尤其是女性为了防晒而佩戴的长袖手套，这类手套大多是真丝材质，即使是手掌没汗也很容易打滑，埋下交通意外安全隐患，故开车族在开车时尽量佩戴车辆专用手套。

与呼吸道疾病打个防御战

随着汽车保有量的猛增，汽车尾气对人们的生命健康和日常生活造成的威胁越来越大。科学分析发现，汽车尾气中有上百种不同化合物，其中污染物有固体悬浮微粒、一氧化碳、碳氢化合物、氮氧化物、铅及硫氧化合物等。如果长期吸入，会引起呼吸道感染和哮喘，使肺功能下降，严重的可引起肺气肿。

近几年来，我国汽车产业迅速发展，社会保有量超过了 1.5 亿辆。各地汽车

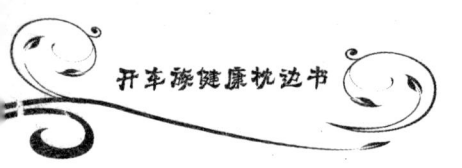

尾气排放量已占大气污染源 85% 左右。更为严重的是,一些城市地区频频出现了光化学烟雾,其突出的危害是刺激人体眼睛和上呼吸道粘膜,引起发炎。严重的引起哮喘、头疼、肺气肿等疾病,甚至使视力和中枢神经等受到损害。据统计,59%以上的开车族患有不同程度的呼吸道疾病。对此,开车族该如何预防呢?

1. 应保持车内温度适宜,避免受凉

当人体受凉时,呼吸道血管收缩,血液供应减少,局部抵抗力下降,细菌和病毒容易侵入,引起咳嗽、咽喉肿痛,甚至感冒、肺气肿等症状。另外,开车族应注意净化车内环境。由于新鲜空气能够去除过量的湿气和稀释室内污染物,所以应在外部环境空气清新时,常打开车窗通风,保持空气流通,还要让阳光射进车内,因为阳光中的紫外线具有杀菌作用。

2. 合理的饮食和运动也有助于预防呼吸道感染

开车族应注意补充营养。尤其是鱼、肉、蛋、奶等营养价值较高的食物,增强机体免疫功能;多吃富含维生素 C 的新鲜蔬菜水果,可中和体内毒素,提高抗病能力;冬季气候干燥,空气尘埃含量高,人体鼻黏膜容易受损,要注意多喝水。同时,加强锻炼,可增强血液循环,提高免疫力。

3. 要注意个人防护和车内卫生

要注意勤洗手,经常清洁方向盘、座椅;开车出门尽量选取空气通畅的路线,少到拥挤的场所。

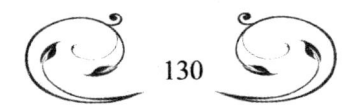

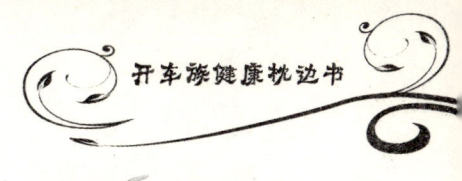

◎温馨提示：开车族自我保护小知识

（1）避免在交通高峰出行：目前许多大城市中心城区已经形成了热岛效应，尾气集中排放的浓度也是比较高的。为此，专家提醒人们注意，行人应避免在机动车高峰时段出行。

（2）尽量少在主干道步行：机动车的排放污染物对城市近地层空气质量的影响，远远高出远离人群的固定污染源。因为汽车废气排放的高度，主要在 0.3 米至 2 米之间，正好是人体的呼吸范围。据研究，高浓度汽车尾气主要出现在城市交通干道两侧和交通密集区域。

（3）多戴面罩：平常走在大街上的时候，可以采取适当的保护措施，譬如戴面罩等。

（4）晚上回家洗洗鼻孔：鼻腔在污染、干燥的情况下，鼻纤毛的运动就会受到阻碍，在鼻腔黏膜和鼻纤毛上会沉积大量污垢和细菌，与鼻炎、鼻窦炎等炎症和过敏性疾病的引发直接相关。不要用手抠鼻子，不要揪鼻毛；睡前洗脸时用洗脸的温热毛巾轻捂口鼻呼吸数分钟；也可以用冷水直接清洗鼻子，这样做既锻炼了上呼吸道对寒冷的适应性，又能除垢，保持鼻腔湿润。

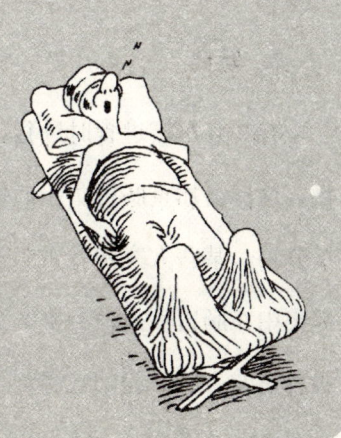

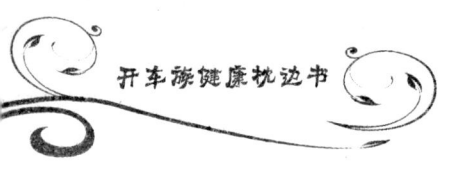

肠胃要护好，关键在饮食

调查显示，开车族与非开车族患肠胃病的比例为10∶1。可见开车族的肠胃病患病率要比一般人高出许多，这主要是因为他们一吃完饭就坐进车内，食物的消化都在汽车的颠簸震动中进行，往往营养摄取不均，容易造成肠胃消化不适，给肠胃落下病根。为了保护好肠胃，开车族朋友在日常生活中，要注意杜绝以下几个不良的饮食习惯。

1. 偏食

人体的营养需要是多方面的，而有些开车族出于偏爱，长期食用一种单一的食物，造成不同程度的营养缺乏症，影响机体的平衡，从而导致疾病的发生。

2. 暴食

有些开车族进食时过猛、过饱，逢年过节更是饥不择食般地吃食过量荤腥食物，这样会加重肠胃负担，使消化液分泌供不应求，促使胃液、胰液、胆汁的大量分泌，某些人突然发生胆管疾病或胰腺炎症就是这样引起的。再说，血液过多地集中在肠胃后，使心脏、大脑等重要器官的血液相应的减少，这样长期下去，极易诱发心脏血管的疾病。暴食还会引起严重的消化不良，导致急性胃扩张。

3. 烫食

烫食易伤及舌、喉、胃，造成口腔黏膜溃疡、出血，破坏保护口腔的功能，诱发牙龈溃烂与过敏性牙病，严重的会导致胃穿孔。烫食破坏舌面味蕾，影响味

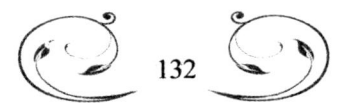

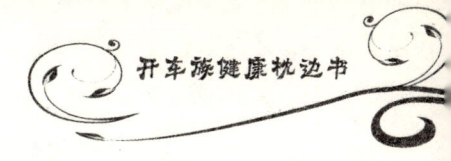

觉神经，使食欲减退。最新医学还证明烫食会导致食道癌的发生，对此开车族不可不认真对待。

4. 快食

进食过快、过速，使唾液无法充分和食物混合，影响消化，某些消化不良症的发生，往往与快食的不好习惯有关。

5. 咸食

食物的咸淡都应有个限度，过咸的食物（菜、汤）会使人体内的氯化钠成分增多。人体内钠的过多贮留，极易引起肾炎、高血压等疾病。特别喜欢吃过咸食物的开车族，应引起警惕。

6. 汤泡饭

用汤泡饭当早餐的习惯，在一些开车族身上常有，殊不知长期食泡饭是不好的，它势必减少唾液分泌，冲淡胃液，降低消化能力。某些肠胃病的发生，与这种不良进食习惯有关。

7. 过饱

过量的进食，势必超过了胃肠道的消化能力，久而久之，使肠胃功能下降，带来肠胃的某些病变。特别是晚餐，过量的饮食更是不利健康，某些急性肠胃炎与胰腺炎的出现，往往与过量饮食有关。

8. 饭前大量饮水

它会加重肠胃负担，冲淡胃液，使消化能力降低，造成消化不良等症的发生。

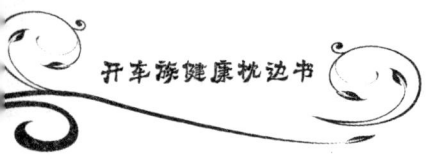

9. 睡前进食

尤其是吃完夜宵后马上睡觉,这样会刺激胃部分泌过多的胃酸,可能造成胃液回流,让你感到胸口灼热,很容易加重胃食道逆流危险。假如非吃不可,也要避开会导致胃食道逆流的东西,包括含有胡椒、咖啡因以及酒精的食物和饮料,并给消化系统一定的时间来消化食物。

10. 吃过冷的食物

吃过冷的食物会增加肠胃运动机能,造成食物过早脱离胃与小肠,致使肠胃功能紊乱。如吃淀粉老化后的食品(冷米饭、冷馒头、冷粽子等类食品),既失去固有的风味,吃时也不易嚼碎,并很难与人体内的消化液充分混合、搅拌。

在盛暑,如过分进食冷食冷饮,势必有损肠胃,刺激胃肠平滑肌,引起强烈收缩,产生不适感。这是由于人体内的大部分酶(包括消化道中的酶)在接近人体体温37℃时,催化性能最好,活力也最强,在温度降低时,催化性能与活力也随之减弱,吃过多冷食,就使肠胃温度下降,减弱消化食物能力,导致胃脘疼痛、呕吐等现象的发生。

◎**温馨提示:蜂王浆防治肠胃病**

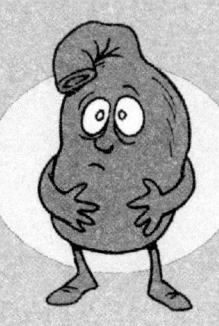

萎缩性胃炎是常发病之一,对人的危害较大,然而服用蜂王浆能有效地预防和治疗。胃炎患者服用蜂王浆后,病情会得到不同程度的改善,症状明显好转,食欲增加,睡眠改善,精力旺盛,体重增加,胃液检查胃酸明显增加。服用蜂王浆,可使胃炎复发现象减少,消化机能提高。另

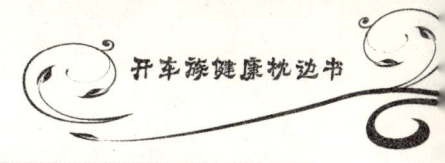

有资料报道：胃及十二指肠溃疡、慢性胃炎、无食欲、恶心、胃下垂等病症，经过服用蜂王浆调理后，症状均可得到缓解。

医学专家认为，在肠胃机能恢复上，蜂王浆是卓有成效的。幽门部溃疡、胃痛、严重烧心等，服用蜂王浆后，不适症状很快消失，身上有劲了，溃疡也被治愈。患慢性胃炎、无食欲、恶心、持续不眠，以至性欲减退的人，服用蜂王浆后，各种症状基本消失，使身心都健康起来。

健康拒绝"肝"扰

脂肪肝是一种危险的疾病，是因肝内脂质，特别是三酰甘油过多堆积所致。当肝内脂类含量占到肝重的5%～10%时，即称为脂肪肝。脂肪肝是当前常见的临床病，不少开车族也属于患此病的一个群体。它的成因是吃饭时间不规律，暴饮暴食。而有了汽车以后，生活节奏更快更灵活。许多人吃饭时间不正常，夜宵却是省不了。油腻食物下肚，又缺少运动，脂肪肝来了，自己都不一定知道。

根据研究表明，脂肪肝的发病与下列事件有关：饮酒、肥胖、糖尿病、高脂血症、高血压、高能量饮食、高动物脂肪饮食、饮食不规律、多坐少动、精神萎靡、生活散漫、家族史、用药不当。其中，饮酒过量或摄入脂质过多是主要因素。因此，在防治和调护上广大开车族应该从这些相关因素入手。

1. 控制饮食

饮食结构合理，做到荤素搭配，营养不良者，应增加营养，提高热量，饮酒者必须彻底戒酒。燕麦、玉米、海带、紫菜、大蒜、苹果、牛奶、洋葱、甘蔗、胡萝卜、山楂、木耳、冬瓜都有降血脂作用。少摄动物内脏、肥肉等高脂饮食。

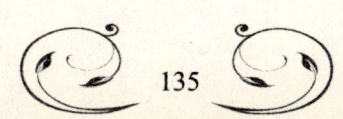

以蒸、烩、炖、焖烹调方式为宜，少用油炸、油煎、油炒。

2. 体育运动

运动可消耗体能，促进脂肪代谢，这是减肥和控制体重最有效的方法，也有利于脂肪肝的治疗。但值得注意的是，体重不易骤降，如果1个月内降5千克以上，这个速度明显过快，会加快脂肪组织入肝，反而会加重脂肪肝。

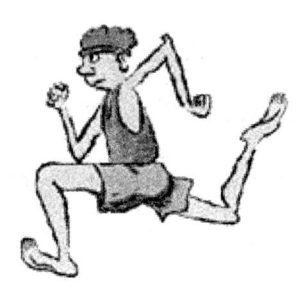

3. 合理用药

目前临床上尚无特别令人满意的干预脂蛋白代谢的药物，对轻型脂肪肝一般不用药物治疗，对中、重型可选择性地使用降脂与去脂药物。不过有人认为，药物治疗脂肪肝非但不能解决肝细胞堆积，相反有些药物还会伤肝。具有降脂作用的常用中药有何首乌、泽泻、丹参、山楂、柴胡等。高胆固醇者，可用他汀类药。维生素E、B类，可以保护肝细胞，防止脂肪堆积。而中药大小柴胡、胆宁、血脂康、脂必妥对降血脂和治疗脂肪肝有一定作用，而且毒性也较小。

4. 控制血糖

糖尿病、病毒性肝炎所致患者应从控制血糖、调整免疫做起，以促使脂肪代谢恢复正常，效果比较理想的产品有保肝久清胶囊等。

5. 切忌酗酒

酗酒及酒精性脂肪肝要先戒酒，同时配合保肝治疗。

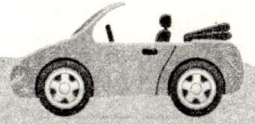

◎温馨提示：巧用山楂赶走脂肪肝

对开车族，特别是男性开车族来说，由于工作导致精神压力大，情绪压抑，容易造成肝郁不舒、烦躁、焦虑、食欲不振等症，加之男性应酬多，难免喝酒，容易形成"脂肪肝"。中医认为，肝主疏泄，以通为顺，如果肝气不舒，人的周身气血运行就紊乱了，会导致很多身体疾病。

具有养肝去脂功效的有益食品首推山楂。一说到山楂，人们首先想到它能助消化。其实，山楂除了消食外，还有很多功效。山楂有很高的药用价值，它的果、叶、核、根、茎均可入药。我国1/3的中成药里均含有山楂。

山楂入胃后，能增强酶的作用，促进肉食消化，有助于胆固醇转化，它含有熊果酸，能降低动物脂肪在血管壁的沉积，所以，对"脂肪肝"或是肥胖者来说吃些山楂、山楂片、山楂丸或用山楂泡水喝等，均可消食去脂，是很好的保肝食品，也是防治心血管病的理想保健食品。长期食用山楂，具有降低血压、血脂的作用，可防治高血压、冠心病、动脉硬化等疾病。

开车族，请护好你的"心"

由于开车族开车时思想高度集中，又缺乏运动，血液循环缓慢，容易引起心脏问题，过早出现冠心病、心绞痛、心肌梗死等。这些一般是老年人才有的疾病，现在年轻人也时有发生。据悉，目前心脏病的发病率在年轻人当中有上升的趋势，而且专业开车族占大多数。也许您经常给爱车做全面保养，那么您自己呢？您保养了吗？

1. 路况差,情绪更差——血管痉挛

谁也不能保证不遭遇紧张和激动,尤其开车在路上。只要有点事,马路就堵成了停车场,本来就急,再三番两次地有人加塞抢行,顿时怒从心头起。感情强烈冲动时,血液涌向心脏,血压猛然上升,似乎有种心脏快要撑破的感觉,这种状态医学上叫"痉挛"。

对策:平静。不要把工作压力施加给"方向盘",令神经系统和车速处于紧张状态。可先深呼吸 3 分钟,再闭目养神 5 分钟,只有心静才能把良好情绪和状态传递给大脑。

2. 精神持续高度集中——血压上升

开车旅行是一件冒风险的事,道路的复杂性和两旁景物的不可预知性都使你必须长时间集中精神。持续紧张会刺激交感神经兴奋,血管痉挛收缩,血压上升,血流减少而加剧心肌缺血、缺氧。

对策:唱歌。据统计,歌剧演员和合唱演员的寿命比其他职业的人要长至少 15 岁。唱歌时,发音器官紧张工作会促进血液循环,保证加倍的气体交换,给心脏和其他器官提供更多的氧气,情绪高昂的时候高歌几句或者在车上放几张自己最喜欢的 CD,跟着音乐一起跃动起来。

3. 腿部功能减退——心脏负担增加

自从开上车,双腿就基本进入"废用"状态。据调查,开车族每天只走 500 步,因为运动减少,腿部力量通常比常人差,腿部的衰老可能会更早出现。而因重力影响,下肢血液流回心脏缺少动力,心脏需要花费更多的力气完成下肢血液

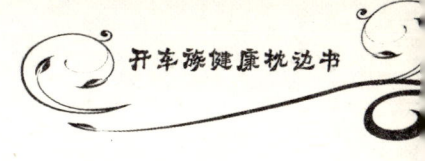

循环。

对策：爬楼梯。别让心脏孤军奋战，既然抽不出专门的时间运动，就把它消化到生活的每一个细节中吧。只要双腿的肌肉力量强大，肌肉收缩相当于整个身体的血液流动增加了动力，有助于血液循环，减轻心脏的负担。

4. 开车"久坐不动"——血液形成血凝块

假期开车出游虽然玩得尽兴，但很疲惫，必须长时间保持一种体位不动，这样很容易形成血凝块。当您恢复活动时，血凝块破裂松动随血液流动，一旦阻塞了重要脏器的血管，就会危及生命，例如心肌梗死。

对策：适当休息。开车 3 个小时以上可以休息 15 分钟再上路。如果不愿意下车，可以做些简单的车内肢体伸展运动，当然下车透透气，做一些活动颈椎和腰椎的运动会更好。

◎温馨提示：超速行驶导致心率过速

有的人喜欢开快车，其实这样做对健康非常不利。据资料显示，开快车会对人的身心健康产生一系列影响，而患上"高速行车综合征"。车辆行驶的速度越快，精神就越紧张，大脑皮层高度兴奋，肾上腺素类物质分泌增多，促使心跳加快。如车辆速度超过每小时 80 千米，心率会增至每分钟 100～110 次；车辆行驶速度达到每小时 120 千米以上时，心率会超过每分钟 110 次。长时间高速行车，可影响心血管功能，还容易诱发冠心病。

因此，为了自己的健康和安全，切勿超速行驶。即使在高速公路上行车，也最好不要超速。

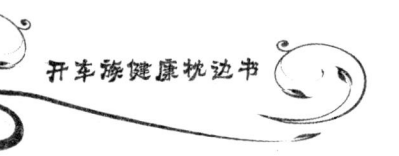

糖尿病"盯上"开车族

经济条件越来越好,私家车也越来越普及,车多了,方便了,健康的问题也随之而来。专家指出,糖尿病在开车族中的发病率正悄然增高。

据专家分析,得糖尿病的开车族增多,主要有几个原因:首先,开车时,开车族精神高度集中,体内肾上腺激素分泌增多,引起血糖增高。其次,职业开车族长期无规律的进食易导致人体正常胰岛素分泌紊乱,使血糖出现明显波动。此外,开车族"以车代步"的现象较为突出,脂肪在腹部堆积过多,出现腹型肥胖。而腹型肥胖是糖尿病发生的高危因素。

为了远离糖尿病的困扰,开车族在开车之余,要抽空进行适当的体育锻炼。职业开车族在停车休息时也可进行锻炼,按时进餐,如果不能保证按时进餐,应在车上准备一些快速充饥食物,先"垫垫肚子"。

那么,开车族朋友万一患上了糖尿病,又该注意些什么呢?

首先需明确的是,绝大多数患糖尿病的开车族是可以继续开车的。但有一些开车族处于糖尿病的某些阶段,如血糖尚未控制稳定、有急性并发症(酮症、感染等)时,则应暂时避免开车。当有较严重的慢性并发症时,如视网膜病变或白内障视力下降、肾功能不全、糖尿病足、心肌梗死、脑中风等,则应放弃开车。

另外,患糖尿病的开车族在外开车一定要特别慎重。开车前最好测一下血糖,血糖过高会引起视物模糊,影响驾驶安全。但开车途中更多的情况是低血糖,这可能是由药物引起或是没有按时进餐所致。尤其是服用长效的磺脲类降糖药(如优降糖等)以及使用胰岛素的患者,更容易发生低血糖。患糖尿病的开车族当出现头晕、无力、心慌、颤抖、冒冷汗等症状时,很可能就是低血糖反应。若有手脚感

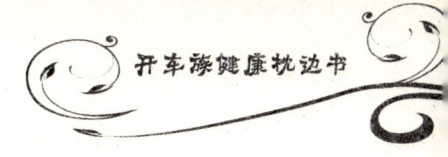

觉异常、眼睑下垂、眼球麻痹、排尿困难、便秘等症状,要等好转之后再开车。

因此,建议最好购置一个快速血糖仪,并随身携带,以便随时监测血糖。如果在开车途中出现低血糖反应,一般的应急措施是食用含有糖类的食物或饮料,休息片刻。如果长途驾驶,应该在驾驶室的小储藏柜中存放足够整个路程食用的含糖食物,便于及时取用,长途开车时,每隔3～4小时停车加餐1次。

患有糖尿病的开车族即使没有眼部的不适,也要定期到医院检查。必要时做眼底血管荧光造影检查。开车时戴太阳镜,避免强光伤眼。有严重视网膜病变的人,应避免再开车。

糖尿病开车族还应注意适当运动。可在清晨及三餐后运动,也可以在等候乘客的时间做一些活动。轻松的全身运动有很好的降血糖作用,同时可增加胰岛素的敏感性,减少降糖药物或胰岛素的用量,使血糖平稳。

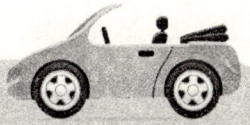

◎温馨提示:睡眠不足易患糖尿病

睡眠不足影响人类健康又有了新的科学依据。一项最新研究显示,长期没有得到足够睡眠的人有患糖尿病的危险。

美国芝加哥大学的一个科研小组经过对两组健康成年人长时间的比较研究后发现,每晚平均睡眠大约5小时的人,同那些每晚平均睡眠8小时的人相比,前者分泌的胰岛素多50%,对胰岛素的敏感度降低40%。研究人员指出,当人体丧失对体内调节血糖的关键激素——胰岛素的反应能力时,血糖水平就会升高,进而引发糖尿病。

科学家表示,预防糖尿病的最好方法是保持健康的生活方式:饮食合理、有规律的运行、尽量减少压力和保证充足的睡眠。

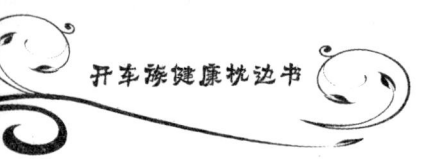

夏日开车须防"空调病"

随着时代的进步,汽车空调已几乎在所有的车型中普及。汽车空调的使用,确实给炎炎夏日里的开车族们带来清凉。可是车内的空调在带来舒适的同时,也埋下了健康隐患。身处清凉小世界,可有时总会莫名地感到疲倦、皮肤干燥、不同程度的手脚麻木、头痛、咽喉痛以及肠胃不适等症状,女性开车族还会出现月经失调,这些病症就是典型的"空调病"。

长时间待在空调的低温环境中,冷的感觉传递到大脑的体温调节中枢,使皮肤血管收缩,分布在全身的汗腺减少分泌,从而减少热量的散发,保持体温。冷的感觉就促使交感神经兴奋,导致腹腔器官血管收缩,胃肠蠕动减弱,从而出现相应症状。除此之外,汽车内大都密闭不通风,空气混浊,冷气机本身还会散发出一些有害气体,在这样的环境下长久停留,也容易生病。

据医学专家的研究发现,当车内温度与车外温度差异很大时,机体一时难以适应温差变化,引起机体抵抗力的降低,从而导致感冒的发生。车内温度的最佳标准是车内外温差控制在5℃以内,最大不超过7℃。在这个温度范围内,人体的体温中枢能灵活自如地进行调节。如果温差超过这个极限,人体就难以适应,身体就会出现不适症状。

医生提醒大家,夏日开车防止"空调病"要注意以下几个方面:

首先,在刚使用汽车空调时,最好先到修理厂对空调系统进行杀菌除臭处理,也可以自购杀菌除臭专用喷剂自行处理。

其次,当车内开着空调时,最好不要在车内抽烟,若要吸烟,就应该把空调的通风控制调到"排出"位置。

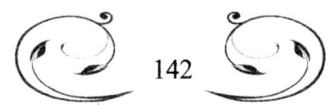

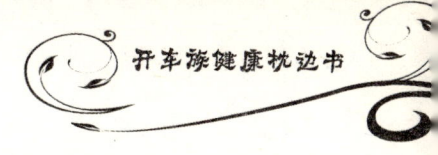

另有汽车行家指出,行驶时遇到交通堵塞,不要为提高空调效能而使发动机以较高转速运转,这样做对发动机和空调压缩机的使用寿命都不好。

停在烈日中车内温度很高的车不要马上使用空调。您可以先把所有车窗都打开,让热气排出去,等车厢内温度下降后,再关闭车窗,开启空调。同时,不要把温度调得太低,温度调得过低,会影响身体健康。一般车厢内外温差在10℃以内为宜。

如果在行车途中万一感觉有先兆中暑和轻症中暑征兆时,就要尽早找到停车位,下车找到阴凉通风的地方,让自己放松下来,用扇子或其他物品扇风去热。平时在车里就准备些多含盐分的清凉饮料,在感觉不适时,喝上一些。在额头、人中处涂抹风油精等舒缓暑症,或服用十滴水、藿香正气水等中药。

最好的办法是到医院治疗。如果处理及时,往往可在数小时内恢复。在此期间尽量不要再自己开车,如果是单独一人,或请求帮助,或感觉恢复后再上路。

对于重症中暑者,最好立即送到就近医院紧急抢救,这样可以采用药物及物理联合降温方法。重症中暑如不及时治疗危险极大。

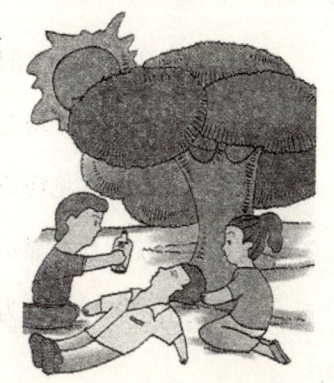

对驾驶员来说,感觉身体不适时一定不要开车。如果有先兆中暑症状就应注意,彻底恢复前短期内不要再开车,避免症状加重,发生危险情况。

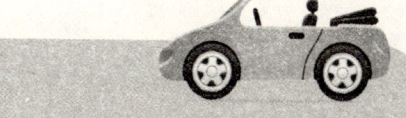

◎温馨提示:汽车空调要注意除异味

空调系统主要是以氟为介质,通过系统压力的变换,才达到制冷的目的。它由蒸发箱、膨胀阀、压缩机、鼓风机、冷凝器、干燥罐和管路组成。在空调系统正常工作时，蒸发箱是在冷环境中工作，遇到外界相对的热空气就会产生水，这也是在蒸发箱结构中，设计出水管的道理；蒸发箱和通风管道的潮湿环境和表面的灰尘为霉菌和真菌的滋生提供了温床，霉菌和真菌会很快繁衍为霉菌团和真菌团，产生生物体腐烂性异味，这些异味会随着空调的打开，夹杂在冷气当中，污染整个车厢内部，常常会使驾乘人感到不舒服。

采用喷洒香水或空气清新剂来遮盖这种味道并没有从根本上解决问题，霉菌团依然在蒸发箱和通风管道中衍生，污染的空气仍然被吸入体内，只不过我们很难察觉而已。为了解决这一问题，需要拆卸蒸发箱，清洗蒸发箱表面以达到目的。另外，市面上有卖专门的喷雾型产品，也可很轻松地解决上述问题。

男性开车族：小心前列腺炎尾随

前列腺炎是成年男性的常见病，其症状每个病人不尽相同，但慢性者迁延难愈，急性者症状急重，均造成患者躯体和精神上的痛苦、生活和工作上的不便。可引起前列腺炎的常见病原体有：细菌、沙眼衣原体、解脲支原体、滴虫、真菌等。近几年的统计数据显示前列腺炎患者中有相当比例为开车族，尤其以长途客运、货运及出租车司机最为多见。

1. 前列腺炎的致病危险因素

经调查研究，我们总结出开车族受其职业影响，有以下多个前列腺炎的致病危险因素：

（1）久坐：长时间坐着工作使盆腔及前列腺部受挤压而充血，血流缓慢淤滞，对病原体抵抗力减弱，易诱发前列腺炎。

（2）饮水不足：因驾驶室不方便停车而不能保证及时、足够的饮水，常使身体处于轻度脱水状态，尿液浓缩，易患尿道炎、膀胱炎，从而诱发前列腺炎。另外，伴随的便秘症状，也不利于前列腺的健康。

（3）憋尿：因无法或不便及时排尿而强忍住，会造成人为的尿液潴留，膀胱压力增高。长期如此可造成尿路及生殖道上皮防御细菌的能力下降，导致泌尿生殖系统感染。更危险的是，对于已患膀胱炎或后尿道炎的患者，其尿液可经前列腺管逆流入前列腺组织中，最易致前列腺炎。

（4）疲劳：长时间工作，睡眠不足，体力透支，焦虑，急躁，常处于疲劳状态，使机体抗病能力减弱，也是诱因之一。

（5）卫生差：个人卫生习惯不好，所患疖、痈等皮肤感染灶或扁桃体炎、龋齿等感染灶内的细菌可直接由血液途径传播至前列腺，所致多为急性前列腺炎。另外，长时间地坐着，常使会阴潮湿，尤其在天气炎热的夏季，亦增加患病机会。

（6）不良嗜好：许多开车族有烟酒嗜好，身体受到毒害，循环系统功能降低，抗病能力减弱，尤其饮酒，可加重前列腺充血。

2. 前列腺炎的预防

前列腺炎，尤其慢性前列腺炎，治疗起来多较困难，开车族是易患该病的重点人群，且多不能维持按期、正规、连续的综合治疗，故对此病的预防就显得更重要。

在预防前列腺炎上，应针对上述因素采取相应措施：

（1）如持续开车1小时左右，应下车适当运动，活动腰髋，伸展四肢。

（2）长途驾驶可轮班操作，开车族交替休息；平时多饮水，多排尿。

（3）注意个人及驾驶室卫生，发现身上有感染灶时，应尽快治疗。

（4）注意生活规律，坚持锻炼身体，增强抵抗力和自信心，戒除烟酒，少食辛辣，防治便秘，经常热水盆浴。

（5）外出驾驶时备好换用的厚薄干净衣物，注意防寒保暖。有症状宜及早诊治，延误则治愈更难。

（6）前列腺按摩有助于炎性分泌的排出，每周1次，6次为1疗程，必要时间隔数周再做一疗程。按摩时不一定要求都检查前列腺液。

（7）治疗期间可小量而长期地使用抗菌药，如每日服50～100毫克呋喃旦丁，或每晚服0.5克增效联磺片，对慢性细菌性前列腺炎，可能有较好的效果。

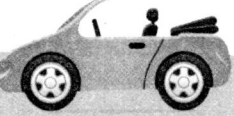

◎温馨提示：前列腺炎食疗方法

（1）车前草糖水：每次可用车前草100克（鲜品400克），竹叶心10克（鲜品30克），生甘草10克，黄片糖适量。制作时，先将车前草、竹叶心、生甘草一同放进砂锅内，加适量清水，用中火煮水，煮40分钟左右，放进黄片糖，稍煮片刻即可，每天代茶饮用。

（2）灯心花苦瓜汤：每次可用灯心花6扎，鲜苦瓜200克。制作时，先将苦瓜洗净除瓤和瓜核，切成小段，与灯心花一同煎汤饮用。

（3）冬瓜海带薏米汤：每次用鲜冬瓜（连皮）250克，生薏米50克，海带100克。制作时，先将冬瓜洗净切成粗块，生薏米洗净，海带洗净切成细片状。将以上三物一同放进砂锅内，加适量清水煮汤食用。

（4）公英银花粥：蒲公英60克，金银花30克，大米100克，砂糖适量。制作时，先将蒲公英、金银花同放进砂锅内，加适量清水煎汁，然后去渣取药汁，再加入大米煮成稀粥。粥成后加入适量砂糖。每日2次食用。

（5）土茯苓粥：土茯苓 30 克（鲜品 100 克），大米 100 克。制作时，先将土茯苓洗净，去外皮，切成片状（已晒干并切成片的，可免此工序），放进砂锅内，用中火煎煮 30~40 分钟左右，取汁。将大米加入土茯苓煎汁，用中火煮粥。每天食 1~2 次。

开车常见症状小对策

亲爱的开车族朋友们，如果您患有以下类似病症，请参照我们为您提供的防治策略加上积极就医，一定会有所好转；如果您没有出现任何病症，那么恭喜您，目前看来您的健康状况良好。但是在这里提醒您，一定不能对自己的健康粗心大意，忽略了崭露头角的病端，要做到防患于未然，按照下述提供的预防措施积极预防，相信您会拥有一个健康的身体去享受开车的快乐！

1. 无法集中注意力，有点犹豫不决

对策：停车休息，做深呼吸，吸气时让腹部扩张，一直到心里平静，注意力能集中后再上路。

2. 感觉想打喷嚏，可能是感冒了

对策：在驾驶室里准备一些维生素 C 片，当您长时间开车时，身体的维生素 C 含量降低，因此可补充 1 000~2 000 毫克。肠胃不适的人除外。

3. 下颚紧绷，肌肉紧张

对策：行车间隙手握成拳放在下巴处，顶住下颚，用力张大嘴，反复做，下颚紧张就会轻松消除。

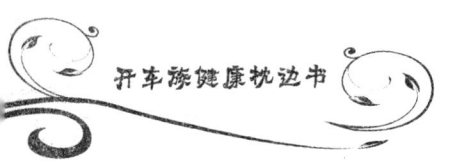

4. 有时感到心疼、喘气和抽筋

对策：停车休息，这可能是喝了含碳酸水、咖啡因或酒精饮料的结果。应当尽量多喝些白开水，症状不缓解不能开车。

5. 坐立不安、口干舌燥

对策：停车休息，多喝些水，没有水的可以吃水果，没有准备水果的可以找水或向其他车辆讨水喝，千万不要硬挺着。

6. 视线觉得模糊，开始觉得头痛了

对策：停车休息，走出驾驶室，呼吸新鲜空气，活动活动身体，双眼远视，头一上一下运动，直到视力恢复后才能开车。

7. 手臂发麻，不听使唤

对策：试着摇摇头。如果长时间采用一个姿势开车，感到手发麻，那就左右摇摆头。这非常好使，不到一分钟，手的麻木感就会消失。手或臂膀发麻通常是由于脖子上的神经受挤压所致，所以，让脖子上的肌肉放松就可以缓解神经压迫。需要注意的是，身体下部的神经会控制脚的活动，所以经常活动一下。

◎温馨提示：长期开车者，可能患皮癌

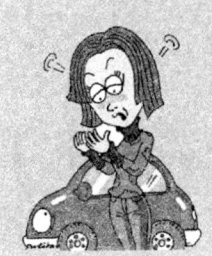

美国圣路易斯大学医学院最新科学研究表明，因为经常受到紫外线辐射的影响，长期白天开车的司机比普通人患皮肤癌的概率要高得多。其中，男性患皮肤癌的概率明显要比女性高，这是由于男性开车的时间要比女性长得多，而女性由于爱美的

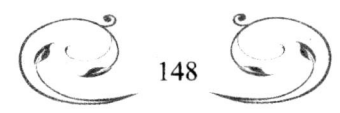

天性，通常比男性更重视防晒。

专家建议说，为了降低患皮肤癌的概率，白天开车时应养成摇起挡风玻璃的习惯；另外，穿长袖装和涂抹防晒霜也有一定功效。

附录：开车族如何自测疾病

开车族在日常生活中，如果平时多注意健康状况的自我监护，可以及时发现疾病，有利于及时诊治，避免意外发生。

1. 胸闷气喘

如果在安静的状态下总感到胸闷、胸堵或心悸怔忡，胸中突然蹦一下或停一下，或在上楼（3～5层）以后心跳气喘半小时左右，有时还可能心脏停搏（即期外收缩），应及时到医院检查心脏。

2. 食欲改变

因疲劳或感冒偶尔一两顿饭不想吃是可以理解的，如果超过一星期就应提高警惕了，胃部及消化系统其他器官（肝、肠）的肿瘤通常有这些症状。有一种进食发噎的现象更应注意，如果总是发噎，并且愈来愈重，这种情况可能是食道肿瘤的征兆，要及时去医院检查。

3. 排便异常

正常人都有一定的大便习惯，你如果两个月内排便的习惯发生了变化，时而便秘，时而腹泻，时而两三天才排一次便，有时却一天两三次或更多地排便，这是肠道功能紊乱的最早征象，必须进行检查，因为大肠及直肠肿瘤，在早期就常有这类症状。

4. 无端出血

不该见血的地方，如果突然出血，要引起警惕，例如痰、粪便、尿、鼻涕中，不论是血丝、血点、血块，都应警惕。如果痰中带血，大多是肺部肿瘤的最早症状。

5. 头晕、头痛

如果清晨醒来，头脑仍是昏昏沉沉，头晕、头痛，有可能是高血压或脑动脉开始硬化的迹象。

6. 四肢发麻

凡是长期高血压的患者，如平白无故四肢发麻，有时甚至手脚大片麻木，有时则有犹如昆虫在四肢爬行的痒麻感，再加上头痛、头晕，这些都是中风的前兆，必须立即采取必要的措施，以防止脑卒中的发生。

7. 连续咳嗽

平时无任何呼吸系统疾病也没感冒的老年人，如果忽然经常咳嗽，就必须去做肺部检查。因为这种咳嗽有时是肺癌的最早信号，尤其是干咳，咳不出多少痰者，这是深部支气管受到刺激的结果。

8. 日渐消瘦

这里指的是没有明显原因而日渐消瘦,有时在一两个月内体重减轻六七千克或十来千克。这种进行性的消瘦,大都表明体内有消耗性的疾病,对年龄大的人来说,主要是肿瘤的可能性较大。

9. 口腔白斑

口腔白斑是一种口腔黏膜角化病变,末期可有恶化趋势,它是口腔内常见的癌前病变之一,多发生于老年人。白斑常发生于口腔内颊部、舌背及硬腭等部位。

10. 排尿异常

对男性来说,如果忽然有尿频、尿急,每次排尿总像是没有排尽的感觉,有可能是男性的前列腺肥大或前列腺肿瘤在压迫尿道,需及时检查。

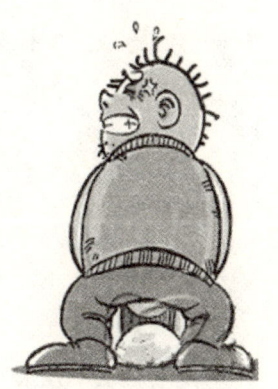

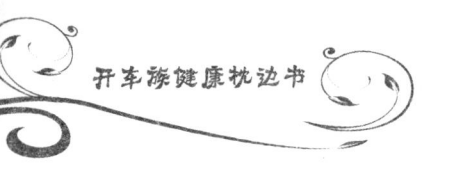

第六章 女性开车：要健康也要美丽

如今开车的女性朋友越来越多，开车带给女性朋友的，不仅是出行的便利和更加舒适的出行环境，可能还有驾驭的自由和快乐。不过开车也是把"双刃剑"，在享受现代交通方式带来方便快捷与自由的同时，一些健康隐患也可能找上如花似玉的女人们。长时间开车对男性和女性的影响是不同的，而女性也许所承受到的和男性看似没有什么区别。但是因为自身生理结构的原因，往往比男人更容易受伤。

细数女性开车的健康隐患

随着社会的发展和私家车保有量的增加，女性开车族的比例日益加大，成为开车族队伍中重要的一部分。女性开车族由于生理和心理原因在驾驶过程中会产生特定的一些健康问题。

1. 颈椎病最常见

对于包括女性在内的开车族来说，颈椎病是最常见的。许多女性开车时尤其是驾龄比较短、刚开始开车时，由于经验不足往往精神比较紧张，因此开车时姿势也比较紧张，经常是长时间保持同一姿势，这样颈部肌肉很容易僵硬甚至发生痉挛，手也会出现发麻、发凉或发胀等情况，时间长了还会出现椎体不稳、错位

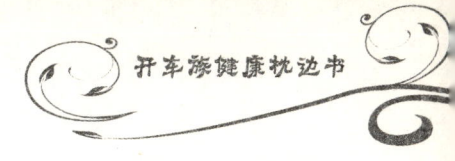

甚至压迫神经等情况,甚至会患上神经根炎。

此外,本身女性腰部疼痛的发生率就相对比较高,而长期开车更容易导致颈椎病和腰椎病的并发。

2. 心脏病更容易找上女性开车族

女性本身在更年期前后就容易发作心绞痛等心脏疾病。而开车的女性更加容易被心脏病所扰,对一些喜欢开快车的女性来说,她们的心脏要承受的更多。有研究发现,开车时如果时速超过80千米,心率就会增加到100~110次/分钟。而如果长时间让心脏处于这种紧张状态下,由于思想集中、神经紧张、血液流通缓慢,就可能诱发心脏病,而原本就有冠心病的患者就更容易发作了。因此,建议女性朋友开车不要太快,每开车1小时最好休息一会。

3. 长时间开车难免视力疲劳

视力疲劳对于开车族来说也很常见,不过在女性开车族身上更突出,这可能和女性开车时更加紧张有关。因为长时间紧张地盯着道路,人很容易出现视力疲劳。此外长时间户外强烈的光线刺激,眼睛也更容易感到疲劳。而且对女性来说,在月经期或更年期更容易受到视力问题的困扰,如视力疲劳还会引发头晕、视物模糊、眼睛发酸发涩或发胀等问题。

4. 少运动带来"救生圈"

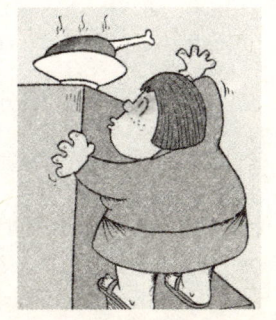

如今一种兴起的时尚就是"以步当车",不过像在北京、上海等大都市里,还是以车代步比较现实。然而,由于开车时人长期采取单一的坐姿,而且运动少,因此很容

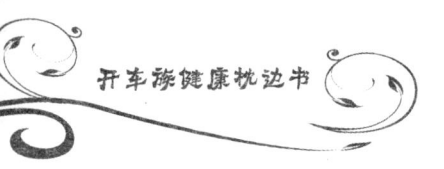

易引发一系列身体问题，如双下肢疲软，因活动受限导致关节僵硬，加重骨关节病。另外，对女性朋友来说，运动少还更容易出现骨质疏松。

此外，长期开车对爱美朋友的体型也会有影响，长期开车而没有适量运动，女性朋友的腹部会逐渐堆起"救生圈"，而大腿或上臂也会由于脂肪堆积而变粗。

5. 肠胃疾病跟来捣乱

都市里快节奏的生活方式，使许多女性朋友往往吃饭后就匆匆开车出门，这对人的消化道系统是非常不利的。另外，许多开车的女性朋友同时还在减肥，而且很多是通过吃减肥药来减肥，要知道某些减肥药对人的中枢神经有影响，会带来头晕、恶心等问题，影响开车，而且还容易引发内分泌紊乱。

6. 开车久坐引发妇科炎症

据调查，女性开车族患妇科炎症的比例大于一般女性。从生理构造来看，女性的尿道比较短，细菌很容易侵入，而且女性的外阴部汗腺特别丰富，长时间开车会使外阴局部长时间潮湿。长此以往，细菌会大量繁殖并侵害女性身体，导致出现尿急、尿痛等症状，这种症状在夏天尤其突出。同时，由于久坐，下半身缺乏运动会导致盆腔淤血，对心脏和血管也没有好处，还会导致女性乳房下垂。

另外，汽车驾驶者往往会出现憋尿的情况，而女性开车族憋尿会造成盆腔充血，引发尿道炎。部分女性开车族为了减少路上找厕所的麻烦，就采取少喝水甚至不喝水的办法，导致尿液浓缩，无法及时将阴道中的细菌等有害物质冲走，从而增加了感染尿道炎的概率。

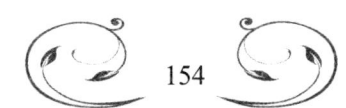

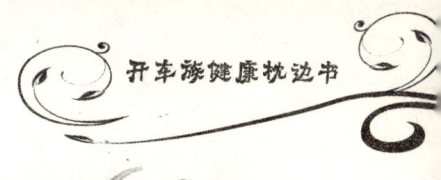

◎**温馨提示：女性生理期的健康问题**

女性生理期经常会出现腹胀腹痛、疲乏无力、易躁、体温下降等生理现象，在生理期开车，容易导致过度疲劳、精神紧张，从而影响女性开车族的自身健康，也容易导致交通事故的发生率增加。

女性开车族如果在生理期长时间驾驶，导致血液循环减慢、盆腔静脉回流受阻，更容易导致盆腔充血、盆腔炎症、妇科炎症等疾病。

另外，车内的环境因素，例如温度过低或过高、车内空气不流通等，都更容易影响生理期女性开车族的健康。

为了做好生理期的健康保健，女性在生理期可让人代劳，避免开车。如果确实需要开车，也要注意适时休息，并将车内空调温度适当调高。

开车女性要学会爱护自己

驾驶室因为靠近发动机，是全车中温度最高的地方。据调查，开车中驾驶室最高曾达到52℃，可以说是一个"桑拿室"。

要知道，这样一个高温潮湿的环境，是十分不利于女性的生殖系统和泌尿系统的。对于那些长期坐在车里的女性开车族来说，妇科疾病就这样在不经意间造访了。

1. 保持腹部温热

女性的生殖系统最怕冷。下半身着凉直接导致女性宫寒，除了手脚冰凉、痛经外，还会造成缺乏欲望。宫寒造成的淤血，导致白带增多，阴道内卫生环境下降，从而引发盆腔炎、子宫内膜异位症等。因此做好下半身的保暖工作，女性就可以避免许多妇科疾病。

2. 保持下半身血液循环畅通

女性不要穿紧身塑身衣和太紧的牛仔裤，保持"私处"的干爽和透气。女性阴部常年湿润，如果能充分地通风透气，也能减少患上妇科病的可能性。若"私处"湿气太大，容易导致霉菌性阴道炎。尽量少使用不透气的卫生护垫。

3. 不要久坐

下半身缺乏运动会导致盆腔淤血，对心脏和血管也没有好处，还会导致女性乳房下垂。坚持锻炼，加强腰腹肌力量对保持身材、预防盆腔炎等各种妇科病有很大作用，还可以提升性生活质量。瑜伽中有许多专门针对腹部循环的运动，非常有效。

4. 在饮食上要当个"杂食动物"

每天4种以上水果和蔬菜，每星期吃两次鱼，另外在早餐时摄取各类谷物和奶制品，适当补充纤维素、叶酸、维生素C和维生素E。

5. 月经正常是身体健康的重要标志

如果女性出现出血、白带不正常、腹部疼痛、肿块等几个症状，那就表明"肯定有问题"，一定要马上就医。

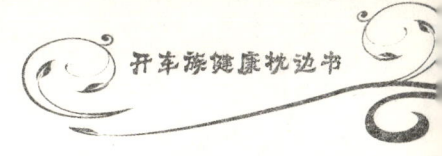

6. 养成自我检查的习惯

洗澡时,女性可以检查自己的乳房是否有肿块,早上起床或晚上睡觉前摸摸下腹部,看看有没有肿块。每年定期到医院体检。

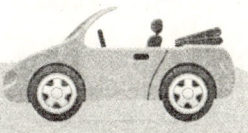

◎ **温馨提示:注意更年期保健**

更年期妇女易出现头痛失眠、心情烦躁、精神抑郁等反应,即更年期综合征。女性开车族在这一期间,可适当服用雌性激素类药物,并多参加一些合适的体育锻炼项目,如太极拳、气功等。驾驶车辆及日常生活中,应努力克制烦躁情绪,保持心理稳定。如果更年期反应严重,应暂停开车。

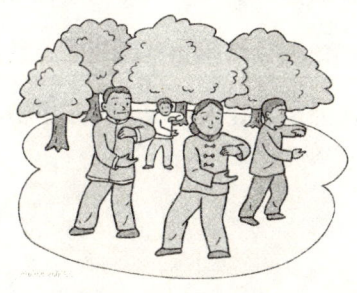

开车女性的日常保健

若干年以前,路上开车的人绝大部分是男性。短短几年过去,女性开车已不再稀奇罕见。女性开车成为城市里一道亮丽的风景线,但是开车也使她们不得不面临一些由驾驶带来的健康威胁。

对于女性开车容易出现的疾病,医学专家为女性开车族提出了一些预防性

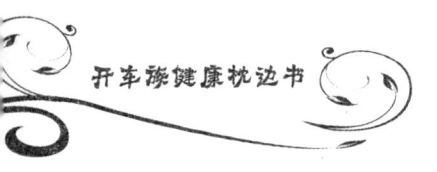

的建议：

1. 肤要养护

由于女性皮肤较细腻、角质薄等特点，加上户外强烈的紫外线或马路上空气的污染等原因，长期驾驶往往会导致女性开车族面部发生色斑，皮肤也会出现发暗、干燥、毛孔变大等现象；另外，一些女性开车族因长时间把握方向盘，手上会磨出老茧。因此，女性开车族要注意涂防晒霜，并给车窗贴防紫外线膜，平日里应该格外注重对皮肤的养护。

2. 心要平静

年轻的女性开车族应在繁忙的学习和工作中保持坦然平静的心态，不要把工作压力施加给"方向盘"，令神经系统和车速都处于紧张状态，这样容易伤害身体，特别是在夏日里开车，天热易让人烦躁、情绪不稳，也容易导致交通事故的发生。

3. 话要少说

开车时讲话30秒，可使心肌耗氧量增加10%左右，所以不宜多说话。尤其是初开车的女性过多说话，不仅分散注意力，而且容易出意外。所以，即使你在工作中感到十分焦躁，也不要在开车时喋喋不休。

4. 身要保暖

开车的女性要注意身体的保暖，很多女性在夏日开车时，喜欢将空调开得很

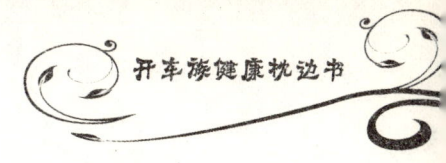

大,以为这样很舒服,其实对身体不利。因为寒冷刺激会使冠状动脉发生痉挛、血液淤滞,容易引起心脏不适加剧,引起心梗的发生。所以,女性开车时,空调不宜开得过冷,尤其要注意腿部的保暖。

5. 水要常饮

很多初开车的女性,因长时间坐在车里,而忘记摄入足够的水分,容易造成习惯性便秘——尤其是有冠心病或高血压的女性,更应注意保持大便通畅,若有内分泌等方面的问题则更危险。因此,应经常饮水,养成定时排便的习惯,否则,中年后的苦恼更甚。

6. 体要运动

女性开车族,往往会因为以车代步而减少了走路运动的时间,加之在车内久坐不动,就很容易导致抵抗力下降、四肢酸痛、肥胖、颈椎病等各种病症。如果平日也不注重增加体育锻炼,就可能导致脂肪肝、心血管疾病等身体各脏器的病变。

7. 睡要充足

要预防失眠,避免驾驶时出现危险。晚上睡觉前最好用热水泡脚15分钟或洗个热水澡,有利于消除疲劳、帮助入睡;睡前喝一杯糖水,对因烦躁、兴奋而失眠者十分有效,喝牛奶也有助于睡眠。

◎**温馨提示:不要戴尼龙手套开车**

到天冷的季节,女开车族们一般愿意带着手套开车,但要注意:不要戴尼龙手套,因为尼龙面容易打滑,在拐急弯或大弯时很危险。可以选择露出手指的手

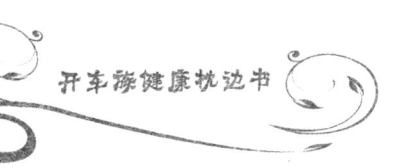

套,或有细微颗粒的布手套,但最好准备一副单层翻毛皮制的手套,大小要适中。因为翻毛手套的表面粗糙,驾驶时不易打滑。另外,皮革隔热性好,当遇到车坏需要检查时,手难免碰到发热的零部件,没有手套很容易被高温烫伤。

准妈妈开车要留意

准妈妈最好不要开车,尤其当怀孕超过 5 个月以后,准妈妈体重和身形都急剧膨胀,隆起的腹部距离方向盘比较近,如果此时发生碰撞,哪怕是轻微的碰撞,损伤都会比平时倍增。可是现在的生活节奏这么快,很多准妈妈在有七八个月身孕的时候还要坚守在自己的工作岗位上,要自己开车或乘车上下班。在这个特殊时期,为了确保准妈妈和小宝宝的安全,准妈妈开车要特别注意以下事项:

1. 避免开车节奏过猛

准妈妈在开车的时候应该避免紧急制动、紧急转向,因为这样的冲撞力过大,从而可能使准妈妈受到惊吓。准妈妈若为驾驶新手,由于开车并不熟练,容易出危险,加上精神高度紧张,对腹内胎儿也不好。

2. 向新车说 NO

怀孕时期,要避免待在容易释放有害气体的环境,而一般新车的车内甲苯含量比室内标准高了 4 倍。所以,准妈妈们,为了一个健康的小生命,一定不能选择开新车。因为时下很多女性一怀孕,老公怕她上下班坐车不方便,便买辆新车送给老婆,其实,这种做法本身没有问题,问题就在于新车的有害气体太大,不

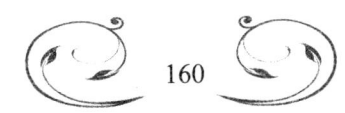

利于胎儿正常发育。所以，一定要杜绝在怀孕期间开新车。

3. 空调温度别太低

车内空调一般以26℃为佳，准妈妈坐在里面最好不要低于这个温度，如果不是太热，可以关掉空调，打开车窗改吹自然风。

4. 忌穿高跟鞋

女性开车最忌讳穿不合适的鞋子，比如拖鞋、高跟鞋、塑料底鞋等，最好是穿运动鞋或者是布鞋。准妈妈们更要注意这个问题，怀孕的时候可能会出现水肿现象，穿上高跟鞋等不合适的鞋，一是不舒服，二是在遇到紧急情况的时候很容易因为鞋跟高等原因不能把离合踏板踩到底。准妈妈们可以在脚下铺一块踏垫，以便脚胀时能将鞋脱掉，或准备一双软拖鞋也行。

5. 长发要梳起

女性爱美是天性，但是在开车的时候要有所收敛。比如您要开车，一头乌黑亮丽的长发就应该梳起来，尤其是在开着车窗的情况下，因为车窗外的风很容易把头发吹乱，导致头发挡住视线。这对于每一个女性都适用，准妈妈更应该小心，这样才能把可能发生的危险规避掉。

6. 仪表台上不要放硬物、利器、香水瓶等

很多人开车都喜欢在车前方的仪表台上放很多东西，如香水瓶、纸巾盒、钥匙等，其实放这些东西不仅使车内显得很凌乱，最关键的是一旦紧急制动时，很容易伤害到坐在前排的人，而香水中的酒精成分也比较多，这种气味对准妈妈也

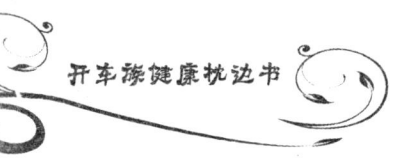

不是很好,所以尽量不要放在车里。

7. 除臭杀菌

如果准妈妈开车的时间很长,一定要定期去正规的汽车保养处或者4S店做车辆的除臭杀菌护理,尤其是夏天常用空调要适时去更换空调滤心,这样才能保证准妈妈在驾驶或者乘坐汽车的时候有一个干净、整洁、清新的健康环境。

8. 系安全带有讲究

当紧急刹车或发生车辆撞击时,使用安全带可有效避免伤害母体及胎儿。所以准妈妈和其他人一样,开车时需要系好安全带。但准妈妈系安全带的方式不能与没有怀孕时的系法相同,应把肩带从锁骨的中央往下拉,从胸部斜穿过,避开肚子。并调节安全带,使它没有松懈和扭曲的地方,保证与身体紧密吻合。

◎温馨提示:孕妇出现不适及时就诊

车子猛烈的颠簸与震动可能导致胎盘脱落,造成严重后果,而有时胎盘脱落从表面看可能没有任何症状。所以开车过程中一旦遇到了交通事故,哪怕只是受到轻微碰撞,也要尽快到医院去检查一下身体。不过准妈妈们也不必太过紧张,一般情况下,宝宝在妈妈的子宫中有羊水和胎盘的保护,还是很安全的。孕妇在乘坐时最好不要垫坐垫,因为这可能导致刹车时人向前倾而造成伤害。

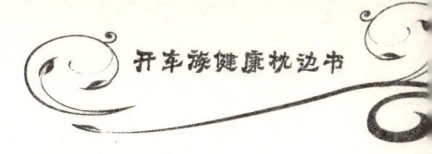

五项原则确保安康

根据统计,女性驾驶者尤其是新手,是事故发生率最高的人群之一。同时,一些抢劫案件也都集中在单身驾驶的女性开车族身上。造成这些危险,当然和女性先天的一些特征有关,例如力量欠缺等,但其实更重要的是一些不科学的驾驶习惯。如果能改正的话,女性驾驶者一样可以是很安全的驾驶者。

1. 正确坐姿是首要

女性开车族因为怕看不到前方景物,而一味将座位往前移,其实这十分危险,不仅会减低驾驶者应变紧急情况的速度,更可能受到安全气囊爆破造成的严重伤害。

坐进驾驶座后,应先将臀部坐满整张座椅,和座椅间不要有空隙,身体背部也要和椅背紧密吻合。接着再以这个姿势调整座椅的前后位置,标准是右脚踩紧刹车踏板到底,膝盖仍能保持弯曲的状态。这样可避免因右腿伸直在撞击时受到直接的伤害,也可保持控制油门及刹车踏板的灵活度。

保持臀部不要移动,拉起椅背调整拉杆,让椅背自然往前倾,再从直立的位置,一格一格向后调整椅背的倾斜度至适当的位置。将身体背部贴紧椅背,双手向前伸直,置于方向盘上缘。此时需注意手腕关节处若刚好扣紧方向盘,即为正确的椅背倾斜角度,否则即要再做修正。

2. 平底软鞋保平安

多备一双鞋,少出一次险。虽然穿高跟鞋可以塑造出优美的腿部线条,但穿

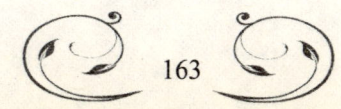

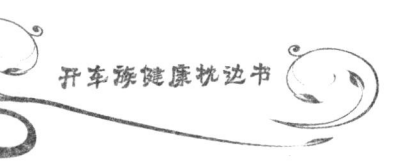

着高跟鞋驾驶车辆所隐藏的危机，是一般鞋类的好几倍。因为以皮革材质为主的高跟鞋，底部设计以磨亮的硬跟为多，不管是不是紧急刹车，滑脚的概率都会相对增加，而且就算没出意外，也有可能扭伤脚踝。

建议爱美的女性，平常应放置一双平底鞋在车内，以便开车时更换。

3. 不摆芳香剂与香水座

女人天生爱香水的味道，而打开大多数女性开车族的车门，就能闻到扑面而来各种芳香剂或香水的气息。其实，这种做法于健康于安全都没有益处，首先，芳香剂会使车内塑料件加速老化，对人体健康无益。再者，目前市场上很多香水座使用的都是有一定重量的玻璃香水瓶，这种香水座安放于仪表台上，如果汽车在高速行驶中发生碰撞，沉重的香水座会飞起来将人打伤。因此，车内不建议摆放芳香剂与香水座。

4. 随时紧扣安全带

系好安全带是安全驾驶的关键。安全带是在汽车万一发生事故时，保护开车族生命的重要装备。据资料显示，因汽车事故而死亡的人当中，至少有70%是未系安全带的。有很多死者在出事故前如果系好安全带，应该是有获救希望的。所以说开车前务必要系好安全带，这是安全驾驶的基本条件。即使是装有安全气囊的汽车，开车时也应该系好安全带。

女性朋友带小孩上路的机会较多，一定要让小孩也系好安全带。否则，一旦发生撞车事故，除了会受到像大人那样的伤害外，太小的孩子在车体撞击的刹那，由于惯性更容易飞撞出去。此外，一般的安全带可能会缠绕住小孩的头部或颈部，所以如果条件允许的话，请为婴幼儿准备专用的汽车座椅。

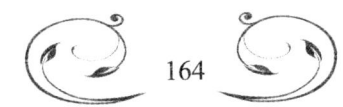

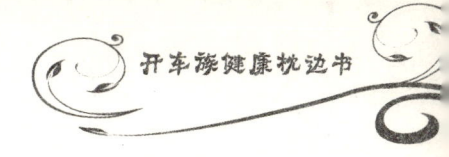

5. 单独驾驶要警惕

单独驾驶的女性往往成为拉门抢夺者或撞车党首选的目标,为此,女性驾驶者们要格外警惕。首先尽量避免途经一些偏僻路段;其次记得每次出车前都要紧闭门窗,防止突然出现的抢夺;一旦受到撞车党的撞击,千万不要惊慌失措,为了保证安全,可尽快摆脱撞车党将车辆行驶至安全处,然后报警。但如果遭遇歹徒包围,则应确保车窗门紧闭并立刻拨打电话报警。

◎温馨提示:上下车之前要留意

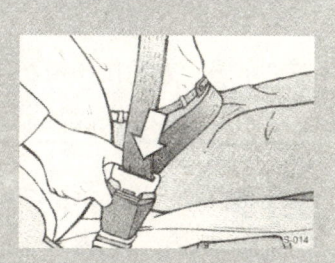

女性单独外出,易引起不法分子的注意,因此在上下车前一定要留意四周有无可疑人出现,在确定没有后再上下车。

在上车前,走近车辆时再打开车门,上车后立即将车门反锁,这对于小偷利用等红灯、等人等空隙盗抢车上财物有很好的预防作用。并且在停车时注意不要停在过于空旷的停车场,可选择管理良好、有照明设备的地下停车场停车。下车前也要确定周围是否有可疑人出现,确定下车后,不能将贵重物品留在车上,以免引起他人的非分之想。

此外,利用摩托车或旧机动车碰撞追尾引开车族下车,其另一同伙伺机拉开车门抢劫开车族皮包的手段也已屡见不鲜。所以,女性开车族最好长个心眼,遇到有人撞车,千万不要打开车门,要学会在车内打电话报警。

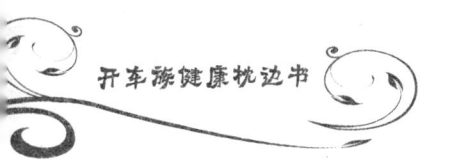

女性开车"四大注意"

如果说几年前,女性开车还是一种时尚的话,那么,在今天,女性开车已成为一种普遍现象。随着人们生活水平的提高和女性在经济上的日益独立,女性开车族迅猛增长。但屡屡发生的交通事故也表明,女性开车"麻烦"较多。为此,编者特搜集了女性开车族开车的"四大注意",供女性开车族朋友参考。

1. 培养"车感"很重要

开车经验丰富的人对车的感觉比较敏感,也就是常说的"车感"好。而女性在"车感"方面往往稍差,比如轮胎扎破后发觉得比较晚,有时开着没气轮胎的车走了很远直到轮胎报废才发觉。那么,怎样才能提高"车感"呢?以轮胎为例,凡是轮胎没气以后汽车动力会明显不足,而且车不走直线。前轮没气,方向盘的操纵会明显发生变化,比较容易发觉;而后轮就不如前轮容易发觉了。如果行驶中突然感到动力不足,而且车有甩尾现象时就应立即停车检查轮胎是否被扎破。如果不以为然,继续行驶还会造成轮胎报废,那"学费"就交多了。

2. 带孩子开车切忌一心二用

开车的女性中车内带小孩的情况很多,此时的安全就更显重要。严格地说,较小的孩子应有专用的座位并用安全带牢牢地固定在车座上。鉴于目前我国这种产品很少见,所以建议凡是学龄前儿童或还不能够使用安全带的儿童,最好和成人一起乘车。如做不到,孩子坐在后排比前排更安全。此时开车更要专注,不可把注意力放在孩子身上,一心两用。孩子无论发生什么情况都要先按规定停车然后处理孩子的事。当然，有车门儿童安全锁的车一定要把锁锁上，以免出意外。

3. 交通规则没有"女士优先"

很多交通事故的案例表明，女性开车容易出现很多问题，由于并线时不注意照顾左右车辆而发生事故的比例很高。这多半是因为她们只顾开车，发现并线时已晚，又忙不迭猛打方向盘所致。所以出行前要想好目的地路线，行驶中注意路标提示，早做准备。切不可不顾左右而我行我素，交通法规中可没有"女性优先"。

4. 车内少挂饰物

爱美是女人的天性，喜欢把车也打扮得漂漂亮亮。有的女士特别喜欢在车的后窗上吊些小玩具，在玩赏之余，也希望为自己增加运气。其实恰恰相反，哪怕这些可爱的小东西是你的吉祥物，也会对行车造成妨碍。它们使后视镜的视线受到阻碍，行车的安全系数就大为降低了。如果两侧再有装饰品，那连左顾右盼也有些困难了。

另外，还要注意不要在车内放置过多有棱角的装饰物，这些都会在发生事故时增加危险系数。总之，适当放些心爱的小饰品是可以的，不能放太多或饰品太大，否则肯定会影响开车的安全。

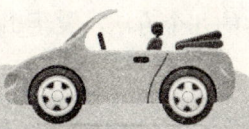

◎温馨提示：**女性开车族上路健康须知**

女性开车族在行车时需注意以下细节：

（1）保持车速平稳，过慢或过快都会影响到行驶中的颠簸频率和起伏度的高低。保持平稳的车速行驶才可能把颠簸控制在小幅度内。

（2）每驾驶半小时就下车休息 5 分钟。一般在市内行车时间都不会过长，如果遇到长途驾驶的情况就要在行车 30~40 分钟左右下车休息 5 分钟，改变久坐情况。

（3）红灯或者堵车时拉起手刹制动，双脚离开离合器和油门、刹车，双腿分开、合上反复几次，目的是让空气流动给私密部位通风。

（4）注意预防驾驶疲劳。女性的疲劳多是由于缺铁性贫血、精神紧张以及生理期反应而引起。为避免驾驶疲劳，女开车族应注意及时休息，保证充足的睡眠，不得长时间连续开车；保持乐观的心理情绪；合理安排饮食，多食用富含钙、磷、铁类食物，如海带、鱼虾、豆类、骨头汤、芹菜、苋菜等；平时可多听一些轻松悦耳的乐曲。

简单自检，女性开车不慌乱

女性总是被指责"天生不会开车""路盲没方向感""一点儿不懂维修知识"，网上一些女性开车或停车的雷人视频也让很多人更加深了这一印象。实际上，以上看法纯属偏见，因为现在各大汽车赛事中都能看到女车手的身影。其实开车就是个熟练活，需要平时多学习和练习。现在教您几招汽车自检的方法，学会这基本的几个方法，爱车出现故障时女性开车族自然就不会慌张了。

1. 从仪表盘看故障

一般车子的运作状况可以借由仪表板上的检视灯判断，因此学会看仪表盘就非常重要了。

如果仪表板的机油灯亮起，有两种可能，一为机油量不足，引擎无法受到机

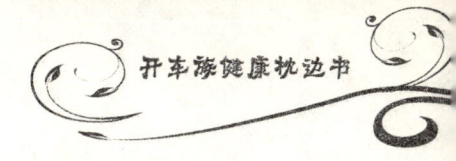

油完全润滑,且正常情形机油并不会大量消耗,所以有可能是引擎机油外泄。第二个原因就是机油泵压力不足。此时应马上停车,以免车辆在没有机油润滑的状况下继续运转造成引擎受损。

如果是仪表板上水位灯亮时,应该是冷却系统发生问题。有两种可能,一是系统某处有漏水现象,二是温度太高使得冷却系统压力升高将水挤出,如果水箱漏水可先暂时于副水箱中加水,然后试着开到附近的修车房请技师处理。切记的是因引擎工作温度极高,千万不可轻易开启水箱盖,以免瞬间冒出的蒸汽造成伤害,且别再试图行驶到目的地,使引擎造成严重伤害。

当刹车油面灯亮起可能是刹车系统漏油,不然就是刹车皮过度磨损,最好停止行驶,否则因刹车不灵而造成危险。另外 ABS 灯号亮起表示刹车系统没有防滑作用,仍有刹车功能,但应入厂维修。如果行车过程中,电瓶指示灯持续亮灯,表示该车的电瓶出现问题,需要更换;油量指示灯不熄灭,则说明油量已经不足。

2. 遇异响异味别贸然前行

车辆行驶后,如果车内发出异响,驾驶者应予以重视。一般情况下,车辆出现声音沉重,并伴有明显的震抖,多为大故障,应立即靠边停车,查明原因,排除故障。以刹车异响为例,汽车刹车时发出刺耳的尖叫声,往往是制动系统异常的信号,车主应到维修店检查刹车片等。

汽车异味也是汽车有故障的表现,尤其是在夏季,当驾乘人员闻到车内有异味时,应立即停车检查。一般情况下,车内散发出焦煳味、臭味、塑料味等刺鼻异味,通常是车内某个零件发生不正常磨损。浓重的焦煳味一般是离合器摩擦片有烧损或手刹未松就贸然起步。

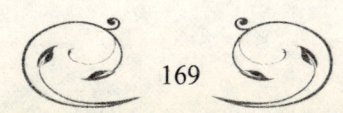

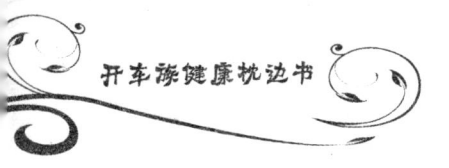

3. 方向盘"打死"不要超过10秒

很多女性开车族在停车入库时没"感觉",每次入库停车非常缓慢,在路上行驶到掉头转弯位置时,也习惯性地把方向盘锁定在打死状态,实际上,方向盘长时间而且频繁地维持在打尽的状态,会影响方向助力液压系统的使用寿命,严重时会导致系统漏油。专业人士建议,女车主每次"打死"方向盘,最好不要超过10秒。

4. 良好驾驶习惯保障安全

一些不良驾驶习惯也会导致汽车经常出现故障。例如,经常多次踩踏刹车踏板使刹车片很快变薄,减弱刹车效果;换挡时长时间踩着离合器踏板不放,俗称"闷离合",这样会造成离合器片的磨损,缩短离合器的使用寿命。

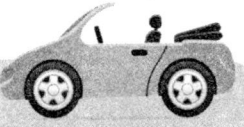

◎ **温馨提示:GPS不是万能的**

也许上帝造物时,忘了给女人多加一点方向感的原料。女性当中,当然有不少方向感强烈、东南西北分得相当清楚的人士,但大多数女性都多多少少有些路痴,时不时犯迷糊。开车时找不着路可真着急。于是,万能的GPS诞生了。只要输入目的地,跟着语音提示走,基本上顺利到达不成问题,简单方便又快捷,不认路的女人真是爱死它了!

可是,我们所在的城市日新月异,整改道路、加修天桥的事情时有发生,高峰时段车流量过大的路口常常限行,为了疏导交通许多路口禁止左转……当GPS遇上这些问题,顿时变成一文不值的废物。

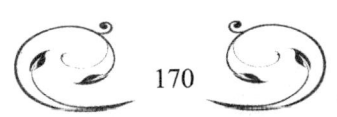

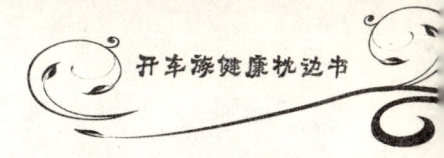

所以，怕麻烦不记路严重依赖 GPS 的女开车族们，常常通过的上下班路或者通往加油站、医院、学校、机场等地方的重要路段，还是努力记住它们吧。通过观察标志性建筑物、路牌、道路指示标，逐步养成认路的习惯并不是一件非常困难的事情。记熟了路，遇到主干道交通拥堵时，走一些支路或捷径，还能节约更多宝贵时间。

女性夏日开车，谨防"毁容"危机

美丽的夏天，相信很多人又准备好了出游计划，游山玩水固然重要，但保养肌肤也不能忘。尤其是女性，不管你是属于开车的还是坐车的，开车族往往只注重汽车的便利，却忽略了汽车的伤害。

1. 车内干燥伤及肌肤

车内环境通常都十分干燥，无论是否开空调，空气中的水分总是迅速地被抽干，尤其是北方，风大尘大，更是使车窗紧闭。美女们坐在车内难免感到皮肤干燥、缺水甚至起小皮屑，这与办公室里的空调和电脑一样，最容易引起皮肤缺水及毛孔变大等症状。

防范措施：车内多通风，无论冷热多享受自然风，让肌肤不要长期处在窒息的状态，可以备一台加湿器，上车前为肌肤补足水分，也可以使用保湿喷雾或者保湿霜，尽量少化浓妆。

2. 空气污染殃及身体

城市中因为汽车、工厂等的日益增多，空气也越来越差，尤其是上下班和节

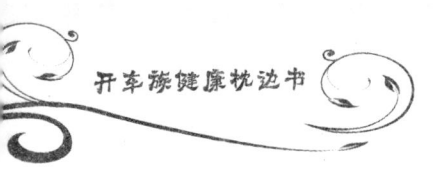

假日高峰期,你很难想象周围弥漫着怎样污浊的空气,当你开车穿梭其中,那些污染的大气会慢慢腐蚀你的秀发,伤害你的皮肤,甚至会影响你的呼吸系统,造成感染,引发疾病。

防范措施:如果能少开车,就尽量少开车。开车的时候避免肌肤接触迎面吹来的空气,如风沙较大时,可紧闭车窗,但车内应该保持整洁干净。使用防御性较强的护肤品,避免皮肤直接受到伤害。多吃蔬菜水果,增强身体抵抗力。

3. 车内饰物刺激皮肤

车内的空气指标也未必一定安全,有时新买的装饰物也会包含各种有毒物质,会刺激皮肤,使得皮肤逐渐变得粗糙,同时对身体也很不利。

防范措施:如果是新车,建议去专业的机构检测一下车内的空气质量,此外尽量避免贪图小便宜去买一些质量得不到保障的装饰物。

4. 信手乱摸手变粗糙

方向盘或扶手不干净方向盘或公交车上的扶手,其实是细菌比较多的地方,当你的手接触到它时,会不小心把细菌带到手上。并且,手部用力太猛或老是摩擦,手心会起老茧,变得越来越粗糙和干燥了。

防范措施:尽量保持车内卫生,不要怕麻烦而把车厢当做垃圾箱,下车以后到了单位做到勤洗手,如果有护手霜一定要及时去擦。

5. 肌肤受压痘痘猖狂

开车时间过久,屁股会长红色"痘痘"、痤疮,臀部长期受压,影响女性的线条,另外由于开车需要集中精神,而女性又常常经验不足,很容易导致精神紧张,

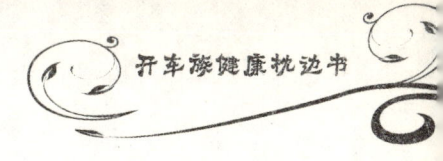

影响女性的内分泌系统，因此一些小痘痘、小红疙瘩便会时不时来骚扰一阵子。

防范措施：开车时，购买透气性好的坐垫，尽量穿宽松透气性强的裤子，保持愉悦的心情，最重要的是对自己有信心，适当地挪挪屁股，透透气。

6. 睡眼惺忪增长细纹

通常要赶个大早去上班，如果是坐车难免要打个瞌睡，如果是自己开车，碰到红灯也会免不了用手揉揉眼睛。这些都是不可取的，眼部肌肤尤其脆弱，也是最容易出卖年龄的地方，许多明星为了保护好眼部，平时连笑也不敢笑。

防范措施：如果实在困得慌，可以闭眼休息，但千万不要用手揉眼睛，第一会长细纹，第二也不卫生。开车的时候尤其要眼观六路，耳听八方。

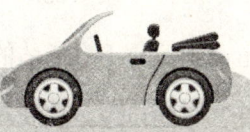

◎温馨提示：像保养爱车一样保养自己

女性一般对自己的爱车都是呵护有加，不仅使车身整洁，车内也常常香气扑鼻，而且还会细心地按时做保养。为了自己的美丽，女性开车族要像保养爱车一样保养一下自己。

（1）洗车与保湿：车身脏了，女性开车族都会及时去洗车，这时候也要提醒一下自己，如果在车内感觉皮肤干燥就要使用保湿喷雾，缓解车内封闭空气造成的细小干纹。

（2）贴膜与防晒：夏天到来之前很多开车族都会去贴膜，可也别忘了自己的防晒问题。贴膜不是万能的，皮肤仍然可能会被晒黑、晒伤，所以还应该涂抹防晒霜。

（3）排毒与养颜：对于车内某些部件散发的有害气体，可以用活性炭、光触媒等物质进行排毒，清新空气。已经吸进了有害空气的女性开车族应该多吃些黑木耳、鸭血等，可以排毒养颜，改善肤色暗沉现象。

（4）检修与保健：爱车行驶到一定的里程数就要去4S店进行专业的检修保养，这样不仅以后跑得快而且还省油。其实女性开车族们对待自己也应该一样，开车后要做做放松运动，定期还要做做按摩。这样，不但可以缓解肢体的疲劳，更能调节内分泌，舒缓紧张精神。

让肌肤还原本色的食品

对开车族来说，不要以为躲在车里隔着车窗就不会被阳光晒到，紫外线的穿透能力可是不容低估的。其实多吃一些常见的食物，你就可以轻松防晒，专心享受开车的乐趣。皮肤科医学研究发现，阳光中的紫外线会刺激皮肤，产生大量的氧化自由基，而自由基会破坏皮肤细胞组织，加速黑色素生成的氧化反应，让皮肤变得暗沉、粗糙及失去弹性，也使皮肤的抵抗力降低。

那么哪些是能防晒的"SPF食物"呢？皮肤科医生给开车女性推荐了以下几种：

1. 猕猴桃

猕猴桃富含大量的维生素C。维生素C可以说是"永远的美肤圣品"，想保持健康透亮、不易晒伤老化的皮肤，几乎每个皮肤科医生都会建议多吃高维生素C的蔬果。

2. 番茄

这是很好的防晒食物。番茄富含抗氧化剂——番茄红素，每天摄入16毫克番茄红素，可将晒伤的危险系数下降40%。熟番茄比生吃效果更好。

3. 柠檬

含丰富维生素C的柠檬能够促进新陈代谢，延缓衰老，美白淡斑，收缩毛孔，软化角质层及令肌肤有光泽。据研究，柠檬能降低皮肤癌的发病率，每周只要一勺左右的柠檬汁即可将皮肤癌的发病率下降30%。

4. 坚果

坚果中含有的不饱和脂肪酸对皮肤很有好处，能够从内而外地软化皮肤，防止皱纹产生，同时保湿，让肌肤看上去更年轻。坚果中含有的维生素E，不仅能减少和防止皮肤中脂褐量的产生和沉积，还能预防痘痘。

5. 鱼类

科学研究发现，一周吃三次鱼可保护皮肤免受紫外线侵害。长期吃鱼，可以为人们提供一种类似于防晒霜的自然保护，使皮肤增白。

6. 黄红色蔬果

红橘黄蔬果及深绿色叶菜，如胡萝卜、芒果、红黄番茄、木瓜、地瓜、南瓜、地瓜叶、空心菜等，多半含有大量胡萝卜素及其他的植物化学物质，有助于抗氧化，增强皮肤抵抗力。

不过，有些食物也是多吃无益。脂溶性的胡萝卜素摄取过量会累积在体内，不但有毒性，而且容易让肤色发黄，停止摄食后，需要一段时间才能慢慢代谢掉，所以不宜吃过量。

7. 大豆制品

大豆中的异黄酮素是一种植物性雌激素,可以代替一部分女性荷尔蒙的作用,帮助对抗老化,而它也具有抗氧化能力,是女性维持光泽细嫩皮肤不可缺少的一类食物。

大豆制品,如豆腐、豆浆(建议不放糖)是比较好的选择,而其他加工豆制品,如百页豆腐、豆干及豆皮等,热量都比一般豆腐高很多,如 100 克盒装嫩豆腐、传统豆腐,热量大约 50~88 卡(1 卡=4.1868 焦),但同样 100 克的豆干就为 160~190 卡,百页豆腐 214 卡,日式炸豆皮更是 385 卡,热量相差 2 倍以上,最好少食用。

8. 豆浆

豆浆在体内分解时,可产生抑制黑色素合成的亚油酸,进而减少黑色素的分泌,让肌肤保持白皙。

9. 白萝卜

中医认为白萝卜可"利五脏,令人白净"。现代医学研究表明,白萝卜含有丰富的维生素C,不仅能促进胶原蛋白的合成,改善血液循环,保证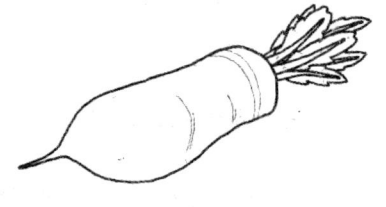对皮肤的血液供给,还能清除体内毒素,降低黑色素的形成,使皮肤白皙细嫩。

10. 大枣

民间有"一日吃三枣,终生不显老"的说法。大枣能益气健脾,促进气血生化,使面色红润,皮肤润泽。同时,大枣中所含蛋白质、胡萝卜素、维生素 C、维生素E、有机酸及磷、钙、铁等物质能促进皮肤细胞代谢，防止色素沉淀。

11. 荔枝

中医认为荔枝能益人颜色。研究表明，荔枝含有丰富的糖类、蛋白质、脂肪、无机盐、膳食纤维素、维生素A、维生素B、维生素C、柠檬酸、苹果酸等，适量食用，可促进毛细血管的血液循环，有美白肌肤的功效。但一次摄入不可过多，每次最好不要超过10颗，每周不要超过3次。

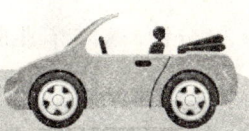

◎温馨提示：衣服也能防晒

衣服的防晒能力首先取决于衣服的质料，其次是色泽。比如，棉质衣服的SPF值大约为15～40，聚酯浅色衣服的SPF值大约为7～10，针织浅色衣服的SPF值大约为4～9。

一件彩色的棉质T恤，它对紫外线的过滤效果要比白色的好，因此在开车时穿上彩色的衣服可自我保护。另外，对于裸露的臂部肌肤，轻薄的纱质披肩以及套袖便是你的好帮手。

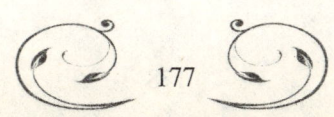

开心开车，轻松享"瘦"

如同经常坐办公室的女性，长久开车的女性开车族也时常为自己的身材走样担忧不已：小腿变粗了，小腹变大了，臀部变宽了，胳膊肌肉发达了……腹部会逐渐堆起"呼啦圈"，而大腿和上臂也在向"大象腿"靠拢。

开车上班、接送孩子、购物约会……随着私家车的普及，越来越多的人喜欢以车代步，而方便的结果可能是肚子越来越大。开车频率越高，意味着步行机会越少，坐着的时间越长，导致肥胖和罹患心脏病的概率增大。

人需要每天行走1万步以保持健康。但很多人每天只从家里走到私家车位置，再从停车位置走进办公室，一天可能只走了1 000步。出门必开车这种习惯，导致人们必须额外安排时间锻炼。而步行，是一种无需刻意而为的锻炼方式。

美国政府曾建议，成年人每周应该进行75分钟的剧烈运动，或150分钟的适度运动。而出行高度依赖私家车，对健康而言不是好事。要知道，每天在车里多待30分钟，意味着肥胖概率增加3%。

要想做到既开车又减肥，女性开车族们就要在平时注意以下几点：

1. 多菜少肉

如果你已经开始用瘦肉做菜，那么在做肉饼时最好把肉量减少一半，并加些蔬菜。这样不但可以增加纤维素，而且使脂肪也明显减少。

2. 吃过东西再运动

最好把这个次序颠倒过来。食物所产生的热效应会使代谢率加速，从而使运动造成的高代谢率更高。

3. 多吃植物蛋白

很多肥胖的人都不敢吃肉，但千万不要连维持体质的蛋白质也摒弃。3/4杯的白扁豆可提供7克蛋白质，同量的青豌豆所含的蛋白质相当于1个鸡蛋。

4. 控制馋欲

控制馋欲有助于控制体重。当馋欲来临时，你可做一些活动，如淋浴、散步、看电视和骑自行车等,任何与吃无关的活动都行。

5. 自备零食包

在开车上路或坐车旅行时,应自己带些低脂肪食物。如果必须买快餐,应选择对健康较为有利的食物,避免吃炸鸡、炸猪排等。

6. 注意餐室色调

据美国约翰·霍布金斯医学院的研究,暖色如红、黄、橙等会使食物的色泽更诱人,刺激食欲;而冷色如蓝色或灰色则效果相反。

7. 定时运动

坚持每天都在大致相同的时间运动,否则很容易忘记掉。运动要多种多样,如果你向来都是跑步的,不妨打打乒乓球,也可做体操或骑自行车。

8. 使用健身自行车

骑健身自行车是很好的运动,要用力踏,使心脏与肌肉加速运动,然后恢复普通速度。

9. 爬楼梯

用一定的速度爬楼梯或在跑步机运动,1小时可消耗掉数百千焦热量。爬楼梯时不要用手扶栏杆,也不要垂头弯腰地走,因为那样会降低热量的消耗。

10. 向你的日记本坦白

简单记下你吃的每样东西,包括那些薯片,要把热量和脂肪量包括在内。这

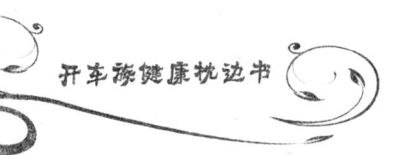

样做的重点在于，一旦你了解自己吃了什么，你就能进行控制并且摆脱无节制。

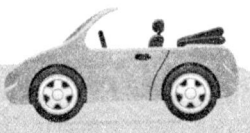

◎温馨提示：束头发可减肥

减肥的方法很多，有时不需要太过激烈的运动，也会有一些简便又科学的方法可以帮助你完善体形。

有一种束发法，它可以借束发来刺激头发的神经反射点，这些神经反射点是连接人体腰部、手腕、腿部、臀部等部位的神经末梢，对这些神经反射点的刺激可以立即被传递到人体相关部位，加强内脏的作用与加速血液的流动，最终起到增加肌肉活动量，促进燃烧脂肪的作用。

使手臂纤细：从耳朵最高处至手指宽的地方对应的是瘦双臂的区域。以此为中心将约1分钱硬币粗细的头发用橡皮绳绑起来，左右对称各绑一个，维持15分钟。使腿部变细：从头顶部中央取一束头发，向下拧转，从头顶部的发漩开始，平握拳，约第3根指头正下方的位置，对应的是瘦腿肚、脚的区域，在这个部位将头发绑起。时间以15分钟为标准，想要连脚脖子一起瘦的人以1小时为宜。使臀部上翘：从头顶部的发漩开始，平握拳，以第3根指头正下方作中心，两侧各4厘米的位置对应的是瘦臀及大腿肚的位置。将这两个部位的头发绑起15分钟。使腰部变细：在耳朵上方的最高位置处握拳，在中指的第一关节处、第二关节上的部位对应的是瘦腰的部位，将左右两侧的头发对称地绑起来15分钟。

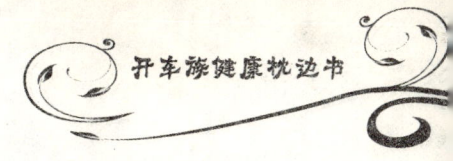

附录：女性驾车自我测试

随着汽车日益飞入寻常百姓家，美女开车就成了路上的一道好风景。但潇洒背后，也有许多"麻烦事"让女开车族们头疼———"我刚开车一个月，一上路就紧张得不行，还要让会开车的朋友陪着才敢上路……""上路不敢超车，怕转弯，生怕跟对方刮擦，在市区车速就没敢上过50……"为了让更多的女开车族们避开女性容易陷入的"驾驶误区"，我们不妨花上两分钟做做下面的"女性驾车测试"，如果你有三个（含三个）以上的问题都回答"是"，那可要注意啦！你目前的驾驶技术可需要"充充电"了。

1. 身材矮小不是错，但驾车时的不便却难以克服，挑选一个美丽又舒服的坐垫放在驾驶坐上垫高臀部不失为一个好办法。

　　A．是，我习惯这么做。

　　B．否，我认为这有危险。

正确答案：B。

A 是不可取的危险办法。发生紧急情况时，活动坐垫容易使开车族身体在紧急刹车时从坐椅上滑落。如果坐垫不是阻燃材质制成的，还容易导致火灾的发生。

2. 喜欢拿行李箱当仓库，在汽车的行李箱内放置各种各样的出行储备物品。

　　A．是，我的后备箱经常塞得满满的。

　　B．否，我常常收拾车厢，减少负载。

正确答案：B。

A 会使汽车在重载下降低行驶性能，并且会使油耗大大增加。另外，如果将行李箱堆得满满的，一旦发生事故，这些杂物就会在力的冲击下变成伤害你的"重磅炸弹"。

3．穿着讲究的服装开车时，安全带总是弄皱衣服，所以常常"放弃"安全带。

A．是，我认为在车速不快的市区不系安全带问题不大。

B．否，我任何时候一上车就系紧安全带。

正确答案：B。

不系安全带是很危险的做法，轻则吃罚单，重则危及生命。

4．选一副时尚墨镜开车时戴，既能遮挡阳光又能增加靓度。

A．是，而且仅有一副墨镜不够，我一般会多备几副应付不同的驾车环境。

B．否，长时间开车的话，我不会选择戴墨镜。

正确答案：B。

墨镜不宜久戴，因为长时间戴墨镜会延迟眼睛把视觉信号送往大脑的时间，这种视觉延迟又会造成速度感失真，使人做出错误的判断。

5．携带宝宝驾车外出时，一般都让孩子坐在副驾驶位上便于照顾。

A．是，那样无疑更方便。

B．否，我认为让宝宝坐在后排，并使用安全坐椅会更安全。

正确答案：B。

最好给宝宝配备专用的儿童坐椅，还要把儿童安全锁锁好，以免行进中出意外。

6．喜欢在外出时带上心爱的猫猫、狗狗。

A．是，我就常常这么做。

B．否，我从来不这么做，并认为这样相当危险。

正确答案：B。

行车过程中大街上喧闹的声音、路边的风景等很多因素可能促使宠物产生"激动情绪"，很容易导致危险，最好将宠物装进宠物箱内。